el AYUNO ALCALINO

Una guía práctica, clara y concisa

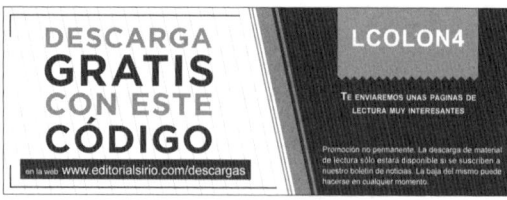

La información contenida en este libro se basa en las investigaciones y experiencias personales y profesionales del autor y no debe utilizarse como sustituto de una consulta médica. Cualquier intento de diagnóstico o tratamiento deberá realizarse bajo la dirección de un profesional de la salud. La editorial no aboga por el uso de ningún protocolo de salud en particular, pero cree que la información contenida en este libro debe estar a disposición del público. La editorial y el autor no se hacen responsables de cualquier reacción adversa o consecuencia producidas como resultado de la puesta en práctica de las sugerencias, fórmulas o procedimientos expuestos en este libro. En caso de que el lector tenga alguna pregunta relacionada con la idoneidad de alguno de los procedimientos o tratamientos mencionados, tanto el autor como la editorial recomiendan encarecidamente consultar con un profesional de la salud.

Título original: Sabine Wacker, Basenfasten kurz & bündig, 4th edition
Traducido del alemán por Eva Nieto Silva
Diseño de portada: Editorial Sirio, S.A.

© de la edición original
2019 TRIAS Verlag in Georg Thieme Verlag KG, ein Unternehmen der Thieme Gruppe, Rüdigerstraße 14, 70469 Stuttgart, Germany

© 1. Auflage 2007 Karl F. Haug Verlag in MVS Medizinverlage Stuttgart GmbH & Co. KG, Oswald-Hesse-Straße 50, 70469 Stuttgart

© 2. Auflage 2010, TRIAS Verlag in MVS Medizinverlage Stuttgart GmbH & Co. KG, Oswald-Hesse-Straße 50, 70469 Stuttgart

© 3. Auflage 2016 TRIAS Verlag in Georg Thieme Verlag KG, Rüdigerstraße 14, 70469 Stuttgart

© de la presente edición
   EDITORIAL SIRIO, S.A.
   C/ Rosa de los Vientos, 64
   Pol. Ind. El Viso
   29006-Málaga
   España

www.editorialsirio.com / sirio@editorialsirio.com

I.S.B.N.: 978-84-18531-48-4
Depósito Legal: MA-1291-2021

Impreso en Imagraf Impresores, S. A.
c/ Nabucco, 14 D - Pol. Alameda
29006 - Málaga

Impreso en España
Puedes seguirnos en Facebook, Twitter, YouTube e Instagram.

Cualquier forma de reproducción, distribución, comunicación pública o transformación de esta obra solo puede ser realizada con la autorización de sus titulares, salvo excepción prevista por la ley. Diríjase a CEDRO (Centro Español de Derechos Reprográficos, www.cedro.org) si necesita fotocopiar o escanear algún fragmento de esta obra.

 El papel utilizado para la impresión de este libro está **libre de cloro** elemental (ECF) y su procedencia está certificado por una entidad independiente, no gubernamental, que promueve la sostenibilidad de los bosques.

Sabine Wacker

el AYUNO ALCALINO
Una guía práctica, clara y concisa

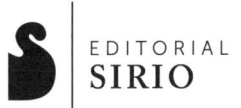

Editorial SIRIO

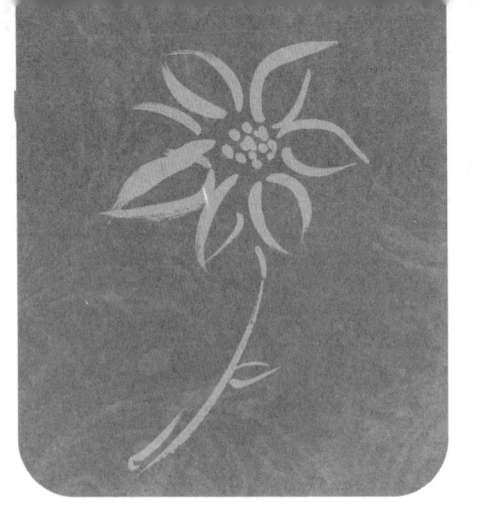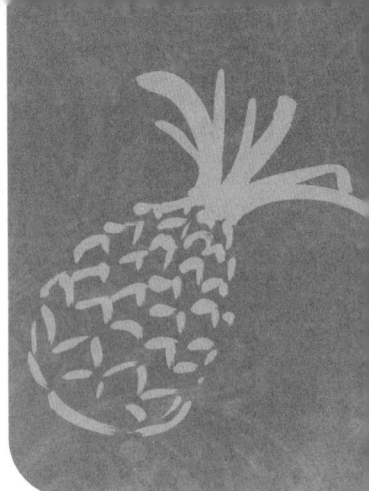

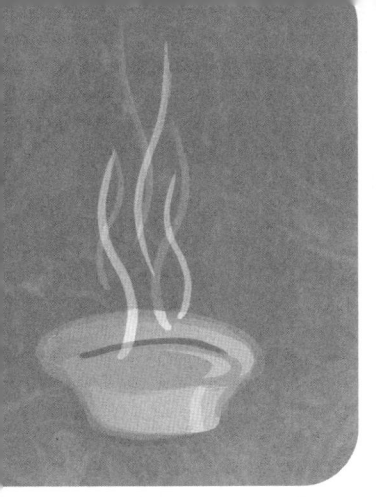
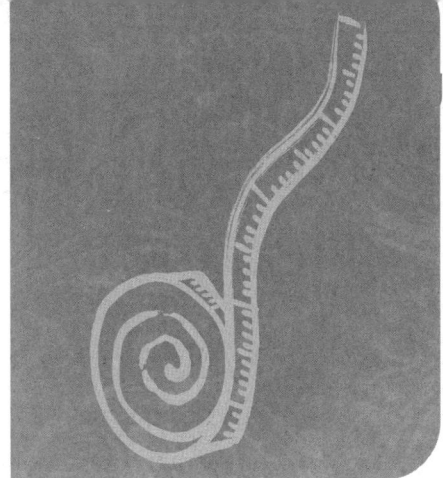

Índice

Estimado lector o lectora.. 8
¿Qué es el ayuno alcalino? 11
   Ayunar y disfrutar 13
   Remedios para las enfermedades de la civilización 25
¿En qué consiste el ayuno alcalino? 35
   Los básicos del ayuno alcalino 37
   Ayunar puede ser fácil 55
Recetas alcalinas.. 67
   Manejar el hambre 84
¿Y ahora qué? 87
   Controles del éxito 89
   El ejercicio te activa 97
   Convertir la dieta alcalina en un hábito 107
Bibliografía 117
Índice temático.. 119
Sobre la autora 121

Estimado lector o lectora

¿Eres de los que piensan que las dietas no están hechas para ti? ¿Realmente te molesta solo el hecho de pensar que vas a comer muy poco a lo largo de todo el día? Bueno, entonces es que todavía no conoces el ayuno alcalino. Es más, en esta dieta tienes que comer bastante. Te será muy sencillo sobrellevarla porque disfrutarás siguiéndola y tus comidas no perderán sabor.

Se trata exclusivamente de extraer del cuerpo los ácidos sobrantes, que no nos aportan absolutamente nada y además favorecen la aparición de enfermedades. Para tal fin, durante un corto espacio de tiempo, en tu plato solo habrá alimentos alcalinos. Estos alimentos conseguirán que los ácidos que están almacenados en tu organismo dejen de ser dañinos, ya que se ocuparán de transportarlos y evacuarlos fuera de él.

Disfruta durante unos cuantos días y siéntete maravillosamente en tu propio cuerpo. Al cabo de muy poco tiempo notarás los efectos positivos y descubrirás una nueva sensación corporal. No solo lo agradecerá tu digestión, sino que además podrás perder esos molestos kilos.

Lo único que hay que hacer es eliminar por completo aquellos alimentos que produzcan ácidos. Podrás comer todo tipo de alimentos alcalinos, de hecho, podrás comer hasta que quedes totalmente saciado. Y lo mejor de todo es que los ácidos se eliminarán de tu cuerpo y tu metabolismo seguirá trabajando, solo que omitirá todos aquellos factores que produzcan ácido. A través de una alimentación cien por cien alcalina, tu cuerpo estará abastecido con todos los nutrientes importantes y, a diferencia de las dietas tradicionales, dispondrás de una elevada capacidad de rendimiento, ya que tu organismo estará muchísimo menos agotado. En las dietas alcalinas casi nunca aparecen problemas de salud, algo que sí puede suceder por ejemplo en el caso de la renuncia por completo a alimentos sólidos durante un período de tiempo largo.

Las dietas alcalinas pueden llevarse a cabo sin ningún problema en el día a día; en nuestro hotel oficial* y durante un corto espacio de tiempo, tendrás la oportunidad de alejarte de todos aquellos alimentos que produzcan ácidos. Te sumergirás en un mundo alcalino y descubrirás la perfecta combinación de una dieta y unas vacaciones de bienestar.

El ayuno alcalino es apropiado para todas las personas que quieran hacer algo en pro de su salud. Con toda la información que aparece en esta guía breve, en poco tiempo podrás organizar tu programa personal de bienestar y empezar de manera inmediata.

Sabine Wacker

---

* Ver el apartado «Sobre la autora».

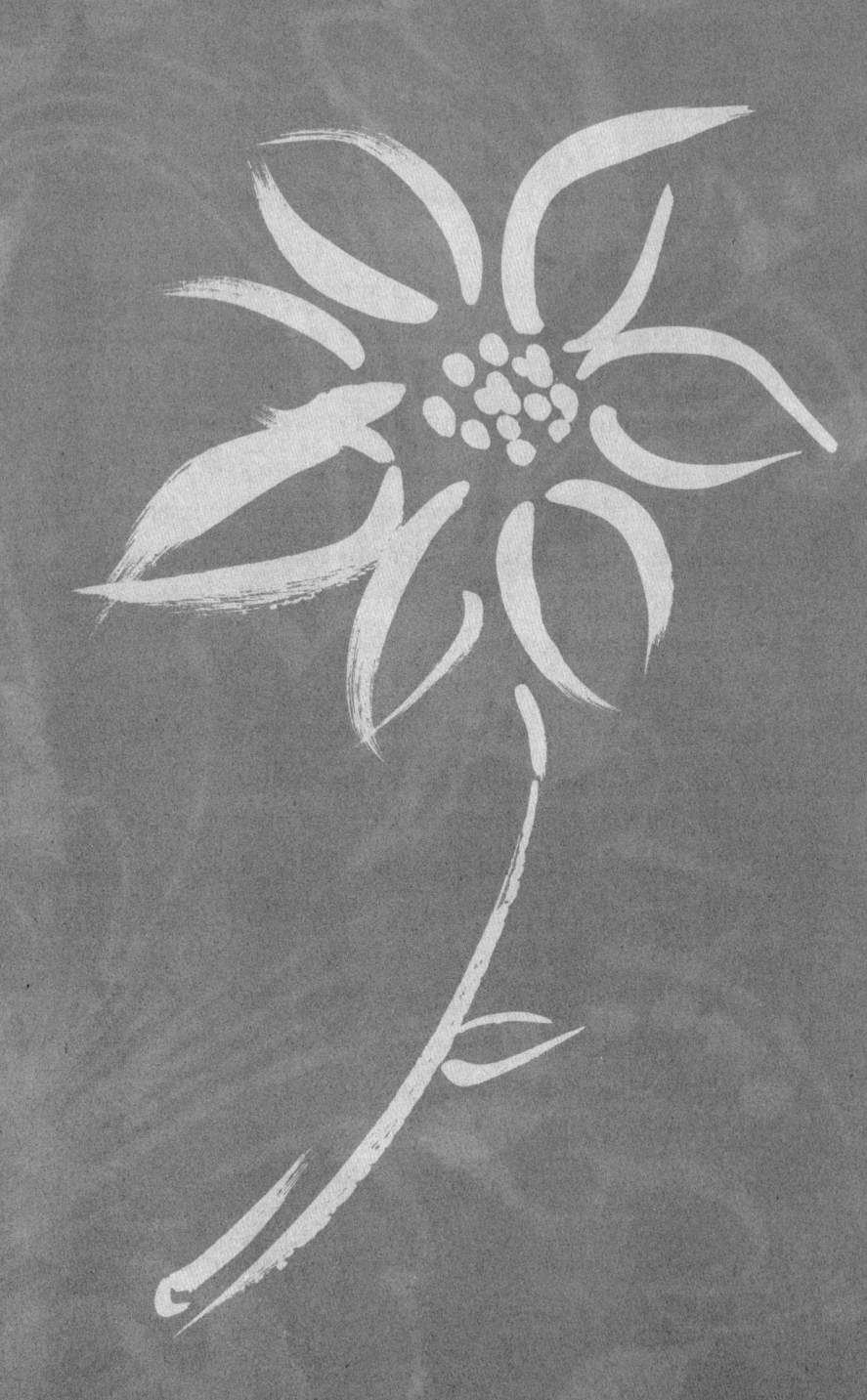

¿Qué es el ayuno alcalino?

Llamamos ayuno alcalino a una dieta en la que, durante un período de tiempo, renunciarás a los alimentos acidificantes.

Ayunar y disfrutar

Para muchas personas, el ayuno es una verdadera fuente de juventud, un tiempo de reposo para que el cuerpo y la mente recuperen su equilibrio.

El ayuno alcalino que yo misma desarrollé en el año 1997 es una versión perfeccionada de los ayunos convencionales, uno de los procedimientos más antiguos de la medicina natural. Pero ¿una semana sin comer absolutamente nada? Eso es verdaderamente duro. Si en alguna ocasión has pensado en ayunar pero no te haces a la idea de renunciar por completo a la comida, entonces este método es precisamente el adecuado para ti. Además, es perfecto para realizar en tu día a día y se puede llevar a cabo tanto en la vida familiar como en la laboral.

Dedícate a experimentar y conoce el mundo de los formadores alcalinos (alimentos alcalinizantes). Podrás organizar tu dieta de tal forma que se ajuste a tu vida diaria y además sea de tu entero disfrute: con recetas sencillas o recetas más sofisticadas; lo principal es que te encuentres perfectamente al tiempo que vas retirando de tu cuerpo todo el ácido existente. Deberás comer solo aquello que el cuerpo sea capaz de metabolizar de manera alcalina: frutas, verduras, hierbas, germinados frescos y algunos frutos secos.

Durante esta época realmente podrás comer de una forma totalmente normal; solo deberás dejar a un lado todos los alimentos acidificantes. A diferencia del ayuno curativo, en este caso el metabolismo sigue trabajando sin alteraciones, solo que no se dan factores que puedan sobrecargarlo. Así tu cuerpo se desintoxica, se alcaliniza y se purifica, y eso sin tener que pasar hambre. Por ese motivo tu organismo, en comparación con las dietas tradicionales, se verá mucho menos afectado. Este ayuno selectivo puede llevarse a cabo sin ningún tipo de problemas en tu día a día laboral. También podrás seguir haciendo todas tus actividades deportivas y permanecerás en forma y muy productivo.

A los principiantes les recomiendo que primero realicen una semana de ayuno alcalino. Según sus necesidades de salud, después podrán alargarlo durante dos, tres, cuatro o más semanas. Excepción: si tiendes a tener un peso demasiado bajo, nunca debes realizar la dieta durante más de una semana. En ese caso lo mejor es que de vez en cuando tengas un día alcalino. Lo más importante es realizar un cambio a largo plazo, en lo que respecta a tu alimentación y en lo que respecta a tu estilo de vida. La semana de ayuno alcalino es un tiempo para pensar y tomar decisiones conscientes que te lleven a adoptar de manera permanente una alimentación y un modo de vida saludables.

¿Qué son los «formadores de ácido»?

El denominado equilibrio ácido-base es uno de los muchos mecanismos de regulación que tiene el organismo para mantener en perfecto estado todas nuestras complicadas funciones corporales. Lo ideal sería una alimentación que, como en los tiempos primitivos, estuviera compuesta por un setenta o un ochenta por ciento de alimentos alcalinos. Al menos un ochenta por ciento de los alimentos que consumimos habitualmente en los países industrializados son formadores de ácido. Entre ellos encontramos los embutidos, la carne, el queso, el pan, la pasta, los dulces y las bebidas, el café, el té negro, las infusiones de frutas, el alcohol, el té helado o la limonada. Podrás encontrar un listado preciso en la tabla situada abajo.

Alimentos formadores de ácido
- Todo tipo de carnes.
- Todo tipo de embutidos, cualquier variedad de jamón, también caldos de carne.
- Todos los pescados y crustáceos.
- Productos lácteos, sobre todo los que proceden de la oveja y la cabra.
- Todo tipo de quesos, también el queso fresco.
- Huevo.
- Legumbres, habas de soja y productos de soja.
- Espárragos, coles de Bruselas, alcachofas
- Avellanas, cacahuetes, piñones, nueces pacanas y anacardos.

- Bebidas carbonatadas (también agua mineral con gas).
- Azúcar y dulces (da igual que estén hechos con azúcar convencional, azúcar moreno o miel); así como el regaliz.
- Chicles, también los que son sin azúcar.
- Helados, incluidos los helados de agua, el helado de yogur y el helado de soja.
- Cereales tanto refinados como integrales (da igual el tipo de grano).
- Todos los productos con harina blanca, también los panecillos.
- Cualquier tipo de pasta (incluidos los fideos de arroz o soja)
- El maíz, la espelta, el kamut, el mijo
- Grasas hidrogenadas y refinadas, aceites, aliños para ensalada no caseros, margarina, también margarina *light*.
- Café en grano, café de cereales, café sin cafeína, café instantáneo.
- Té negro, infusiones de frutas, mate.
- Té verde y blanco (contiene taninos que forman ácidos).
- Té helado con azúcar o algún edulcorante.
- Bebidas como la limonada, bebidas de cola, zumos de frutas, bebidas energéticas.
- Alcohol.
- Productos precocinados que contienen acidificantes.

Acidificantes mentales

- Estrés, nerviosismo, disgustos.
- Comidas apresuradas.
- Sedentarismo, pero también el entrenamiento excesivo o el deporte de alto rendimiento.
- Falta de sueño.
- Emociones negativas como el miedo, la ira, el resentimiento.

Alimentos no acidificantes, pero que no están permitidos durante el ayuno alcalino

- Ajo.
- Ajo de oso.
- *Rooibos*.

No solo la alimentación tiene una elevada participación en la hiperacidez; también nuestro modo de vida influye en el equilibrio ácido-base. El estrés, la apatía y la tensión hacen que se eleven nuestros niveles de ácidos; los buenos pensamientos, la motivación y la diversión vital consiguen que se reduzcan esos niveles.

¿En qué me va a ayudar el ayuno alcalino?

La hiperacidez crónica no beneficia nada al organismo pero tú puedes hacer algo al respecto: ¡desacidificarlo! Una o dos semanas de ayuno selectivo y una posterior alimentación equilibrada, que mantenga el equilibrio ácido-base, es la mejor garantía para hacer algo en pro de nuestra salud.

La dieta alcalina es apropiada para cualquiera que quiera hacer algo por su salud. Una mala alimentación puede tener una gran cantidad de consecuencias negativas, como alergias, reuma, neurodermatitis, asma, migrañas, acné, colon irritable, dolencias relacionadas con la menopausia, enfermedades digestivas y del intestino, inflamaciones crónicas de los senos paranasales, tendencia a las infecciones, incapacidad de tener hijos y enfermedades hepáticas crónicas. Únicamente no es recomendable realizar este ayuno durante el embarazo y la lactancia, ya que en esta época hay que renunciar a cualquier medida de desintoxicación.

Los ácidos influyen evidentemente en el metabolismo hormonal y condicionan los «típicos problemas femeninos»: oscilaciones de ánimo dependientes de las hormonas, problemas de piel como el acné y la piel de naranja, sudoración, trastornos de sueño, ánimo depresivo, dolores de cabeza, dolores de regla, sensación de tensión en el pecho y acumulación de agua en los tejidos. Muchas mujeres informan que su salud ha mejorado considerablemente después de realizar un ayuno alcalino o incluso que los trastornos han desaparecido por completo. Con este método se puede volver a tener un equilibrio hormonal y todo ello de una forma natural, sin necesidad de tener que tomar preparados hormonales, simplemente a base de retirar los ácidos y volver a activar el mecanismo de las hormonas.

Adelgazar con la dieta alcalina

La dieta alcalina es especialmente adecuada para conseguir una reducción duradera de peso. Las experiencias positivas en nuestra consulta han dado como resultado un éxito total. Una reducción de peso a largo plazo requiere la ampliación del programa normal de siete días de ayuno hasta un total de cuatro semanas. Posteriormente la alimentación a largo plazo debe ser predominantemente alcalina. El programa se completa con entre treinta y cuarenta y cinco minutos diarios de actividad deportiva.

Dieta alcalina para la belleza

Esta dieta puede provocar verdaderos milagros en el aspecto físico. Una buena figura, una mirada radiante, una piel pura y rosada: para la mayoría de las personas este sería el prototipo de belleza. Por suerte existen métodos sencillos y saludables para mantenerse delgado y vital y tener una piel pura. La alimentación adecuada combinada con el ejercicio regular es la clave de todo ello.

Una buena figura depende por un lado del peso corporal y por otro lado del estado de los músculos. La figura ideal se consigue con un cambio en lo que comemos y un entrenamiento muscular; dicho con otras palabras, por medio de la alimentación y el ejercicio.

Ambos aspectos funcionan estupendamente, pero solo a largo plazo. No realices ninguna dieta rápida que pueda estresar tu metabolismo, para luego regresar a una alimentación «ácida». Y mantente siempre en movimiento. Solo con la práctica regular de un deporte (en conexión con una alimentación vitalizante) podrás afianzar la musculatura del tejido conjuntivo a largo plazo. Comienza con dos o tres semanas de ayuno alcalino y lleva a cabo actividades deportivas al menos cuatro veces a la semana. Después deberás mantener una alimentación alcalina y practicar deporte. Si lo haces, tus problemas de figura formarán parte del pasado.

Los problemas de la piel, como una piel con impurezas, que ya soportan muchos jóvenes en la época de la pubertad y que suelen volver a aparecer después, son algo realmente molesto. No sorprende en absoluto que una alimentación predominantemente alcalina sea capaz de eliminar por completo el molesto acné.

Junto a una piel impura y los michelines, la celulitis (piel de naranja que sobre todo aparece en las caderas, los glúteos, y la parte superior de los muslos y de los brazos) es uno de los defectos más temidos por las mujeres. Se trata de un trastorno metabólico del tejido conjuntivo que consiste en acumulaciones de grasa en el tejido subcutáneo. De forma natural la grasa siempre está disponible en el tejido subcutáneo, pero normalmente se va deshaciendo y se vuelve a crear. Cuando se sufren trastornos metabólicos del tejido conjuntivo, la vieja grasa no se llega a deshacer y se produce una acumulación de grumos que, con el paso del tiempo, se endurecen y solidifican.

La celulitis va acompañada de síntomas como picores en la piel, acumulaciones de agua en el tejido subcutáneo y sensación de tensión. La celulitis avanzada incluso puede tener como consecuencia daños crónicos en el tejido. En la medicina natural se sabe desde hace bastante tiempo que los trastornos metabólicos del tejido conjuntivo que provocan la celulitis tienen una relación muy estrecha con un exceso crónico de ácido. No es extraño que cada vez más jóvenes sufran de celulitis si su alimentación se basa en comida rápida, productos elaborados con harina blanca, dulces, mucha proteína animal y bebidas carbonatadas.

Hacerse mayor de manera saludable

Envejecer no significa perder la alegría vital. La edad es solo un crecimiento natural que va acompañado por un proceso de maduración mental. Podrás convertirte en una persona experimentada sin perder calidad de vida, siempre y cuando estés dispuesto a hacer todas las modificaciones necesarias. En otras culturas, por

> **Síntomas del síndrome premenstrual (SPM)**
> - Problemas del sistema circulatorio.
> - Falta de iniciativa.
> - Sensación de tensión en los senos.
> - Calambres en el vientre.
> - Retención de líquidos, aumento de peso.
> - Dolores de cabeza, migrañas.
> - Sensación de pesadez, estreñimiento.
> - Ánimo depresivo.

ejemplo en Asia, se considera el envejecimiento como una muestra de sabiduría y dignidad.

El misterio de la tranquilidad de Oriente (tal y como también se enseña en el ayurveda) es la vida «aquí y ahora». Esto significa que, durante todas las fases vitales, uno debe aceptarse tal y como es. Como persona que se va haciendo mayor, has vivido mucho y has acumulado muchísimas experiencias. Si te alimentas de manera saludable y te mueves de forma regular, todavía tendrás por delante muchos años preciosos.

Síndrome premenstrual – Los días antes del día

En el síndrome premenstrual aparecen numerosos síntomas que suelen comenzar con alteraciones del ánimo. En ocasiones las mujeres que lo sufren no son tomadas en serio, lo que hace que su sufrimiento se acentúe. La fase premenstrual comienza por regla general el día catorce del ciclo y finaliza cuando empieza el sangrado. Se parte del hecho de que el síndrome premenstrual se desencadena por una carencia de progesterona, cuya causa es totalmente desconocida. Pero los ginecólogos han determinado que una alimentación alcalina puede suavizar considerablemente sus síntomas.

Remedios para las enfermedades de la civilización

Algunas enfermedades son consecuencia de un exceso de ácido en el cuerpo, entre ellas las enfermedades cardiocirculatorias y la osteoporosis.

Las enfermedades cardiocirculatorias son la primera causa de muerte en los países industrializados occidentales. De hecho, muchas personas mayores mueren por un ataque al corazón «natural». Sin embargo, que individuos de edad media o incluso jóvenes padezcan enfermedades como la arterioesclerosis o mueran por un derrame cerebral es algo que realmente no es «natural». Así, para cualquier persona, tal y como ha demostrado la ciencia, llevar un estilo de vida «consciente» reduce mucho el riesgo de sufrir estas «enfermedades asesinas».

Según la Organización Mundial de la Salud (OMS), la osteoporosis es una de las diez enfermedades cuyo tratamiento genera más costes en Centroeuropa. Se calcula que, por ejemplo, en Alemania hay siete millones de ciudadanos que padecen esta enfermedad, es decir, está muy extendida. Y no solo atañe a personas de mayor edad, sino que cada vez más gente joven se ve afectada.

¿Osteoporosis por ácido?

Antiguamente sobre todo las mujeres sufrían la aparición de la osteoporosis al comienzo de la menopausia. Ahora cada vez más hombres la sufren antes de llegar a los cincuenta. Que con el paso del tiempo camines recto como una vela o bien totalmente encorvado es algo que se fragua durante la juventud. La mala alimentación o la falta de ejercicio en los años jóvenes puede favorecer el desarrollo de la osteoporosis. Esta enfermedad es una degeneración de los huesos provocada por una pérdida de la estructura y la masa ósea. La consecuencia de esta modificación estructural es un elevado riesgo de sufrir fracturas, así como dolorosas alteraciones del esqueleto y una gran pérdida de fuerza y movilidad.

La osteoporosis comienza de forma silente y solo se hace evidente cuando se ha producido la primera rotura de un hueso; la mayoría de las veces suele afectar al cuello del fémur o a las vértebras. En el caso de una osteoporosis muy acentuada, puede provocar el encorvamiento de la espalda, la llamada joroba de viuda (cifosis), que conlleva limitaciones respiratorias y fuertes dolores.

Los huesos, a lo largo de la vida, están sometidos a un constante proceso de formación y destrucción.

Existen células que *construyen* los huesos, los denominados osteoblastos, y aquellas que los *destruyen*, los osteoclastos. Cuando la actividad de estas células que trabajan de manera opuesta se encuentra en total equilibrio, entonces el hueso está perfectamente estructurado. Con la edad se produce una mayor pérdida ósea; se trata de un proceso normal de envejecimiento. El problema surge cuando la actividad celular destruye los huesos de manera acelerada. Si esto sucede durante un periodo prolongado, se produce la osteoporosis.

Durante mucho tiempo se ha pensado que la pérdida de masa y estructura óseas se debía básicamente a una carencia de calcio y por lo tanto se empleaba un tratamiento a base de pastillas de calcio y productos lácteos. Sin embargo, la causa de la osteoporosis es mucho más compleja. Así, desde hace bastante tiempo se sabe que con la vitamina D_3 el calcio se puede almacenar en los huesos. La vitamina D se forma bajo la piel gracias a los rayos ultravioletas. Además, en la construcción de la estructura ósea no solo interviene el calcio, sino otros muchos minerales como el flúor, el cobre y el magnesio, que son muy importantes para la formación y la elasticidad de los huesos. Por otro lado, desde hace algunos años se sabe que el fosfato juega un papel decisivo en el aumento de la pérdida ósea.

La osteoporosis está relacionada originariamente con la hiperacidez crónica. Cuando una persona ingiere demasiados formadores de ácido o bien se le genera un exceso debido al estrés, estos excedentes son captados por el metabolismo, de manera que no puedan provocar ningún daño. El cuerpo recurre en ese caso a los depósitos alcalinos. La mayoría de ellos se encuentran en los huesos. La sustancia alcalina que es retirada de los huesos para amortiguar el exceso de ácido es básicamente el fosfato de calcio. Pero precisamente esa es la sustancia que los huesos necesitan para mantener su dureza y estructura.

Científicos de la Universidad de Bonn (Alemania) fomentaron como prevención contra la osteoporosis una dieta rica en calcio, predominantemente vegetariana, ya que un elevado consumo de carne es perjudicial para la salud de los huesos. Para cubrir la necesidad de calcio se recomendaba el consumo de brócoli, nabos y verduras de hoja verde. La leche era muy poco

Una campaña en favor de tus huesos

- Haz una a dos semanas de ayuno alcalino al año.
- Cambia tu alimentación siguiendo la regla del 80/20, es decir, 80 % de formadores alcalinos, fruta y verdura, y solo un 20 % de formadores de ácido como la carne, los cereales y los productos lácteos.
- Haz ejercicio diariamente o al menos cinco veces a la semana y durante cuarenta y cinco minutos.
- Elimina el estrés, relativiza los problemas y relájate.

recomendable, ya que solo el treinta por ciento del calcio procedente de la misma es absorbido por el cuerpo. También un estudio de la Universidad de California (Estados Unidos) indicaba que una alimentación a base de vegetales previene más las dolencias de huesos que cualquier otra alimentación animal (el estudio incluía la leche en esta categoría). Muchos productos alcalinos, como las hierbas, las semillas y diversas clases de verduras, también contienen una gran cantidad de calcio utilizable. ¡El sésamo por ejemplo contiene más del doble que la leche de vaca!

En los brotes de rúcula fresca y berros el contenido de calcio es incluso más elevado. La naturaleza nos ofrece suficientes suministradores de este mineral que desgraciadamente nunca aparecen en las tablas oficiales de alimentación. Los estudios más actuales indican que el calcio proveniente de la verdura, los cereales (brotes), y las hierbas es mejor asimilado por el cuerpo que el que proviene de la leche. Por lo tanto para cubrir tus necesidades de calcio no precisas beber leche.

Alimentos alcalinos ricos en calcio
- Sésamo.
- Rúcula.
- Ortigas.
- Diente de león.
- Todo tipo de berros.
- Almendras.

- Brotes frescos de rúcula y berros, así como semillas de girasol.

CONTENIDO DE CALCIO DE LOS ALIMENTOS	
Alimento	Contenido de calcio en mg cada 100 g
Leche de vaca	120
Garbanzos	124
Cebollino	129
Diente de león	137
Rúcula	160
Perejil	179
Berros	180
Higos secos	190
Col rizada	212
Berro de jardín	214
Carne de soja	250
Almendras	252
Ortigas	713
Semillas de sésamo	783

Además de la alimentación, a la hora de estructurar los huesos, el ejercicio es un factor decisivo al que, desgraciadamente, no se le da toda la importancia que tiene. Una vez que la osteoporosis ya ha aparecido, el ejercicio puede ser determinante para su mejoría. A edad avanzada el deporte activa un metabolismo que se ha hecho más lento y mantiene el cuerpo en buena forma. Numerosos estudios muestran que la combinación de ejercicio y carga moderada es el mejor método curativo y preventivo para los huesos.

Da igual lo que hagas, lo principal es que lo practiques de forma regular: nadar, entrenamiento de *fitnes*, correr, caminar, caminata nórdica, *jogging*, gimnasia... Y lo ideal sería realizarlo a diario.

El ser humano es tan viejo como lo sean sus vasos sanguíneos

De entre todas las enfermedades, las dolencias vasculares como el ataque al corazón, la calcificación de las arterias (aterosclerosis) o la apoplejía son el asesino número uno. Para el corazón y los vasos sanguíneos cabe decir lo mismo que se ha comentado en cuanto a la profilaxis de la osteoporosis: una alimentación alcalina con mucha fruta y verdura así como el ejercicio físico regular son el mejor remedio para permanecer activos y envejecer de forma saludable. Las hierbas frescas, en los brotes y la verdura contienen muchas de estas sustancias, sobre todo el brócoli y los brotes de mostaza. La alimentación vegetal dispone de grandes cantidades de sustancias de lastre que no solo estimulan la digestión, sino que además fortalecen la función cardíaca.

Especialmente ricos en sustancias de lastre son las almendras, las semillas de sésamo, de girasol, de calabaza y de lino, el plantago, las manzanas, los plátanos, las peras, los melocotones secos, las pasas sultanas, la coliflor, los guisantes frescos, las patatas y todo tipo de brotes y germinados.

Pero la alimentación no lo es todo. También un estrés duradero puede influir negativamente en el equilibrio ácido-base y sin duda puede ser un factor de riesgo importante de sufrir un ataque al corazón. Por desgracia, en los tiempos actuales no siempre es posible evitar el estrés. Además existen otros factores, como el sobrepeso, la tensión alta y la falta de ejercicio, que ayudan a elevar el riesgo de infarto. Con las técnicas adecuadas de relajación, como podría ser la meditación, el yoga o el entrenamiento autógeno, puedes reducir de forma muy efectiva el estrés y permanecer más tranquilo durante todo el día.

Las sustancias de lastre disminuyen el riesgo de infarto

Las sustancias de lastre son fibras vegetales cuyo componente de hidratos de carbono no se puede digerir. Entre ellas encontramos la celulosa, la pectina y la lignina. Gracias a su capacidad de absorber líquidos, el volumen de las heces aumenta, el contenido del intestino se hace más blando y por lo tanto se mejora el rendimiento intestinal. En su paso por el intestino además arrastran sustancias dañinas, por ejemplo el colesterol «malo», lo que favorece su expulsión del cuerpo.

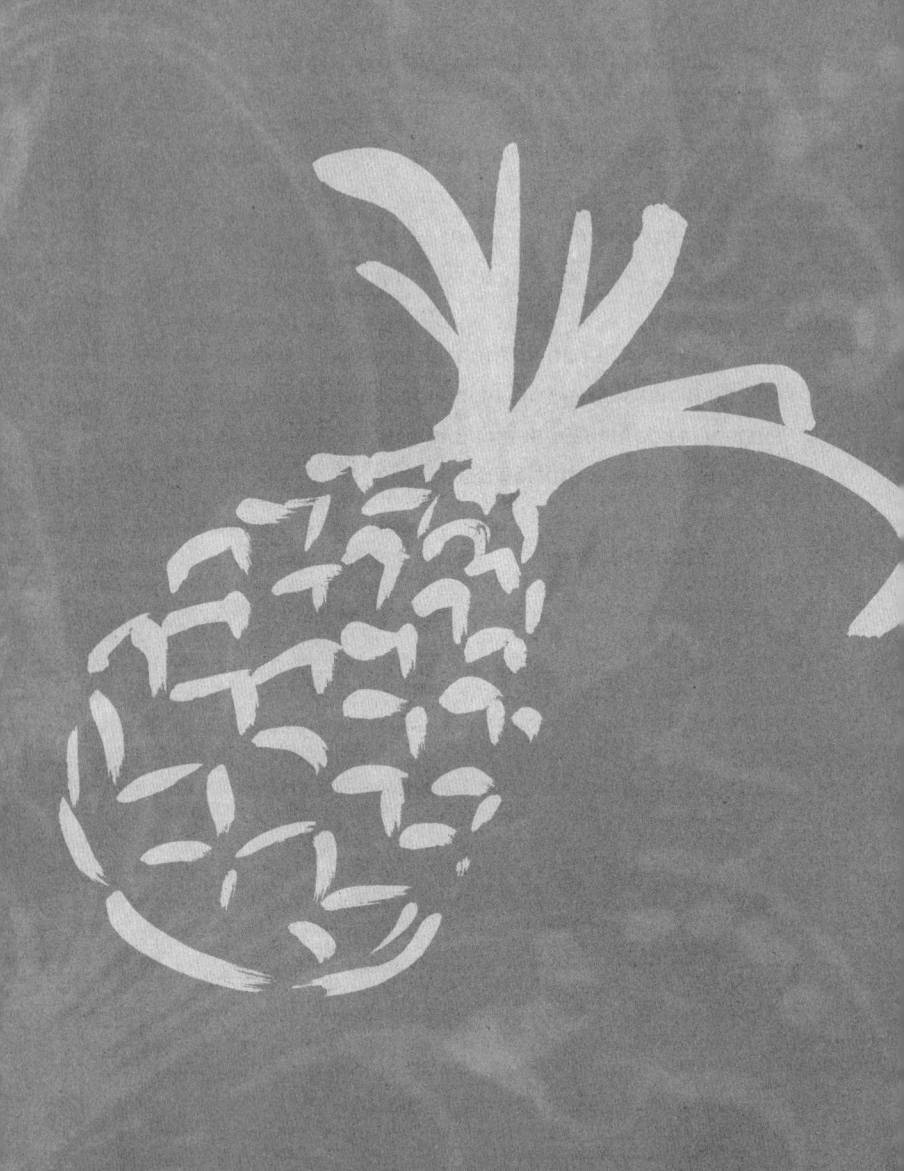

¿En qué consiste el ayuno alcalino?

Se trata básicamente de renunciar durante una o dos semanas a todos los alimentos acidificantes y beber de dos y medio a tres litros de agua al día.

Los básicos del ayuno alcalino

Para que este ayuno selectivo sea un éxito desde el inicio, a continuación hemos resumido los principios de una forma abreviada y clara.

Si eres un principiante en este tipo de ayuno, cabe decir que no debes asustarte si, al leer estos básicos, piensas que no vas a ser capaz de realizar los cambios pertinentes. En realidad este es el ideal de una dieta alcalina, aquello a lo que debes aspirar. Pero nadie es perfecto, y tú tampoco debes serlo. Eso solo te provocaría estrés, lo que haría que incluso se elevara tu nivel de acidez. Lo mejor es que consideres estos básicos como una mera orientación.

Los básicos del ayuno alcalino
- Motivación.
- Alimentación: 100 % alcalina.
- Disfrute.
- Hidratación.
- Purificación intestinal.
- Ejercicio.
- Descanso.

Con la motivación adecuada todo fluye

No subestimes el efecto positivo que conlleva una buena motivación. Es importante que afrontes el ayuno de forma voluntaria y positiva. Si estás motivado, bastará con una o dos semanas. Además es muy útil que cada día te recuerdes a ti mismo los motivos que te han llevado hacer el ayuno alcalino.

¿Quieres adelgazar? ¿Superar la astenia primaveral? ¿Quieres hacer algo bueno por ti? ¿Quieres quitarte de encima alguna dolencia? Si no estás motivado, entonces ante cualquier dificultad perderás de vista tus motivos originales. Además debes prometerte alguna que otra recompensa: «Mañana me voy a dar un masaje», «Cuando haya perdido cuatro kilos me compraré unos nuevos pantalones y me apuntaré al curso de tango». También hay personas a las que el ayuno alcalino les va tan sumamente bien que no precisan de palabras de aliento, e incluso amplían la dieta durante una o dos semanas más.

Pon en tu mesa solo alimentos alcalinos

Precisamente en eso consiste el ayuno selectivo: durante esta época debes renunciar por completo a todos aquellos alimentos que produzcan ácido. En eso se diferencia el ayuno alcalino del resto de las dietas. Este método se basa en productos cien por cien alcalinos, y eso es obligatorio. Todos los alimentos que ingerimos deben ser alcalinos o reaccionar de forma neutra (como por ejemplo el agua o los aceites vegetales). Por medio de una renuncia completa a los alimentos acidificantes se movilizan finalmente los ácidos que ya están almacenados en el cuerpo y se eliminan, pero siempre con la condición previa de que bebas suficiente líquido.

Salud y placer

El placer está inextricablemente ligado a la buena mesa. Sin embargo, supuestamente, la comida más deliciosa es siempre la menos saludable, y la mayoría de las dietas nos obligan a alimentarnos a base de patatas, apio, zanahorias y ensalada. Pues bien, en lo que respecta al ayuno alcalino esto es un bulo. El hecho de que en todas las cocinas se preparen siempre los mismos platos se debe a la falta de imaginación: mucha carne, pasta, queso y nata. De vez en cuando también se añade un poco de ensalada, por eso de no tener mala conciencia. Pero ¿por qué una comida saludable no puede ser exquisita? Existen muchas recetas alcalinas que pueden ser un verdadero banquete. Experimenta con la gran variedad de alimentos alcalinos y disfrútalos: cocina platos apetitosos, sírvelos en porcelana y decora la mesa, enciende velas y come solo con gente agradable.

¡Hay que masticar a conciencia! Si masticas de manera intensa y lenta, saborearás la comida y disfrutarás más. Si engulles rápidamente, casi no percibirás su sabor y no serás capaz de apreciar nada.

Bebe más

A muchas personas no les resulta fácil el hecho de beber de dos y medio a tres litros de agua al día, que es lo recomendado en este tipo de dieta. El agua es un elemento fundamental para que la linfa y los riñones cumplan su función excretora. Expulsar las sustancias tóxicas y los desechos no solo es importante en las dietas y curas alcalinas, sino también cuando te alimentas de una forma «totalmente normal». Además, el agua pone en marcha el consumo de energía. Por lo tanto beber agua conlleva también una pérdida más rápida de peso.

No solo la cantidad, también la calidad de aquello que bebes es decisiva a la hora de desintoxicarte. Si realmente otorgas valor a un agua de calidad, que apoye la desintoxicación, entonces date una vuelta por algún supermercado *bío*.

Haz un test de sabor y te darás cuenta de una cosa: después de unos cuantos días de realizar este ayuno te convertirás en un verdadero experto en agua. El agua tiene sabores tan diversos como el vino, especialmente cuando no se le ha añadido ácido carbónico. Recomendamos especialmente Lauretana (agua de alta montaña que fluye sin ninguna presión y estimula la actividad de los riñones), Mont Roucus y Plose.

Pero si el agua te parece muy aburrida, y tampoco te gustan las infusiones de hierbas, entonces el té de jengibre puede ser una buena alternativa.

Receta de té de jengibre: corta un trozo de unos dos centímetros de una raíz fresca de jengibre, pélala, trocéala y cuécela en abundante agua. Sobre todo por las mañanas el té de jengibre vitaliza el cuerpo y estimula el sistema circulatorio, la digestión y el sistema inmunitario.

Beber dividido entre tres

Para que puedas llegar a beber de dos y medio a tres litros al día, debes hacerlo en tres fases:
- El primer litro por la mañana, antes de la pausa del almuerzo.
- El segundo litro por la tarde, antes de que acabe tu jornada laboral.
- El tercer litro por la tarde-noche.

Para cada una de estas tres fases hazte con una botella de agua de un litro, o bien un termo con un litro de agua caliente o de infusión de hierbas, y organízate de tal modo que al final del lapso marcado te lo hayas bebido por completo. Ya lo verás: al principio, en la pausa del mediodía, todavía te quedará algo de agua que te deberías haber bebido por la mañana, pero pasados unos días (en ocasiones son necesarias hasta tres semanas para acostumbrarte) el hecho de beber se habrá convertido en algo tan habitual que no será necesario que pienses en ello. Este ritual es algo que debes mantener aun cuando no estés haciendo el ayuno.

Pero no siempre debe ser fría, también el agua templada o incluso caliente es una bebida «regeneradora». En el ayurveda es posible beber a diario agua caliente y en grandes cantidades. El efecto desintoxicante del agua se eleva si la dejas cocer durante al menos diez minutos. También un vaso de agua caliente por la mañana temprano, nada más levantarte, es muy recomendable puesto que estimula la actividad digestiva.

Las infusiones de hierbas también son muy adecuadas en las dietas alcalinas, pero deben estar muy diluidas, es decir, poner una bolsita por cada litro de agua. En este caso son apropiadas las mezclas de hierbas que están compuestas únicamente por plantas autóctonas (y sin aditivos). Si durante la semana de ayuno quieres beber alguna infusión curativa especial, por ejemplo una infusión de ortiga o un té depurativo, entonces al día solo deberás beber una o dos tazas de este preparado, puesto que si bebes más cantidad el efecto sería demasiado fuerte. Un ejemplo: no hay ningún problema si añades un poco de menta a una infusión, pero no debes beberte tres litros de infusión de menta, aun cuando esté diluida, ya que este tipo de bebidas ingeridas en grandes cantidades pueden provocar flatulencias o dolores estomacales.

Bebe solo té puro de hierbas, por ejemplo «Morgengruss» o bien «Abendtraum» (de la marca Lebensbaum, de venta en herbolarios), que no tengan fruta ni cáscara de fruta, ni *rooibos*, aromatizantes, colorantes ni nada parecido. Estos aditivos favorecen la acidez, los aromatizantes irritan las papilas gustativas y el *rooibos*, consumido en grandes cantidades, puede debilitar el sistema circulatorio.

Un intestino limpio facilita el ayuno alcalino

Una limpieza de intestino y una alimentación cien por cien alcalina son dos aspectos decisivos en este tipo de dietas. Si no llevas a cabo una limpieza intestinal, los primeros días tendrás flatulencias y molestias estomacales, o bien puedes sufrir dolores de cabeza. Para que puedas encontrarte perfectamente desde un primer momento, no deberías descartar realizar una limpieza intestinal.

Muchas personas consideran que realizar una «limpieza intestinal» con sulfato de sodio es un verdadero horror y no en raras ocasiones deciden no seguir la dieta por evitar esta limpieza.

Sin embargo, las dietas, también las alcalinas, son una depuración, y para poder ponerlas en marcha de forma adecuada es necesario realizar previamente una limpieza intestinal. La mayoría de los intestinos son lentos y no se vacían por completo, lo que, con el paso del tiempo, acarrea que queden residuos almacenados y adheridos a ciertas zonas. Esto es producto de la mala alimentación, la sobrealimentación y el sedentarismo. Aun cuando durante toda una semana solo comas fruta y verdura, puede suceder que no seas capaz de desprenderte de todos estos depósitos. A través de la dieta alcalina se detiene la ingesta de acidificantes, pero el metabolismo no se paraliza. Más bien se estimula y se movilizan todos los ácidos que han quedado almacenados. Para que luego realmente se puedan eliminar, es necesario realizar una limpieza intestinal, ya que el intestino es el mayor órgano excretor.

Limpiar de forma regular

Durante la semana de ayuno alcalino es muy recomendable limpiar el intestino cada dos o tres días. De forma tradicional se utiliza sulfato de sodio o bien FX Passage® (este último tiene un sabor mucho más agradable). Absorbe el agua que se encuentra de manera libre en el intestino y tiene el efecto de una lavativa. Pero aquellas personas a las que no les guste tomar sales o medicamentos, también pueden utilizar otros métodos naturales: los buenos enemas tradicionales.

Mucho menos rudimentaria es la limpieza intestinal realizada por terapeutas: la hidroterapia de colon.

Realizar un enema no es nada complicado y además es apropiado para quienes estén trabajando y para aquellos que son «previsores» y no quieren exponerse a que su proceso de eliminación de residuos pueda hacer efecto en medio de una reunión importante o cuando van de compras. De esa forma se puede determinar cuándo quieres vaciar el intestino y puedes prepararte con toda tranquilidad. Compra un irrigador (en las farmacias o en los comercios especializados), y luego sigue de forma detallada las instrucciones de uso, que normalmente suelen ir acompañadas de ilustraciones.

Aquí haremos un pequeño resumen de su uso: coloca una toalla en el suelo de tu cuarto de baño. Rellena el irrigador con dos litros de agua a 36 o 37 °C. Para saber la temperatura exacta, compra un termómetro de los que se utilizan en los baños de los bebés y que se pueden encontrar en cualquier droguería. Túmbate en la parte izquierda de la toalla. Engrasa el tubo con algo de vaselina, grasa o cualquier otra crema que no esté perfumada, introduce el tubo con mucho cuidado unos pocos centímetros en el ano y abre el grifo del irrigador. Ahora el agua comenzará a fluir lentamente desde el recto a todo el intestino grueso.

Si lo haces por primera vez, puede ser que tras introducir unos pocos milímetros de agua sientas una presión de vaciado. Esto es totalmente normal ya que el intestino reacciona «sorprendido». Tan pronto como tenga lugar el primer pequeño vaciado, podrás continuar con la irrigación. En ocasiones son necesarios de dos a tres llenados, hasta que el intestino quede totalmente vacío. ¡La cantidad ideal de una lavativa llega a ser de dos a tres litros! Pero no lo hagas de golpe; dale tiempo a tu intestino para que se acostumbre a este proceso de limpieza.

Muy importante: No añadas ningún aditivo al agua de la lavativa; el agua es el mejor medio de limpieza, ya que todo lo demás puede irritar el intestino, lo que conlleva inflamaciones y lesiones.

El ejercicio y la felicidad

Desgraciadamente, mucha gente aún no es consciente de lo importante que es hacer ejercicio de forma regular. Los médicos, los científicos, los seguros médicos, los libros de salud y los homeópatas aseguran desde hace siglos que no hay nada que nos mantenga tan sanos, útiles y valiosos como el hecho de ejercitar nuestro cuerpo, y no existe absolutamente nada peor que el sedentarismo; pero eso es algo que nadie quiere escuchar. Y aquellos que están advertidos se comportan igual que con la alimentación saludable: «Yo sé..., yo debería...», pero ninguno de ellos se ha puesto verdaderamente en marcha.

Si eres un perezoso, al menos durante la semana de ayuno debes llevar a cabo un programa de ejercicios.

Ponte a diario un único objetivo y que sea fácil de cumplir, como por ejemplo: «¡Voy a dar un paseo cada día de un cuarto de hora por el parque!». Con eso es suficiente.

Para poder convertirlo en hábito, el ejercicio que elijas debe resultarte asequible, una opción que no te acarree complicaciones y pueda integrarse en tu rutina diaria. Naturalmente sería perfecto si tuvieras tiempo de ir a nadar y luego a la sauna. Pero si no puedes hacerlo, dar tres vueltas a la manzana es mucho mejor que nada. A muchas personas las ayuda el hecho de ir con un amigo; seguro que te acuerdas de alguien a quien le vendría fenomenal moverse un poco todos los días.

También la gimnasia, el yoga, el taichí o el *chi-gong* son buenas opciones. La ventaja de estas técnicas es que se tiene muy en cuenta la respiración y además de tonificar el cuerpo ayudan a relajar la mente. Dado que al mismo tiempo se armonizan el metabolismo, la irrigación y todas las funciones corporales, el efecto es global.

Solo quien duerme por las noches estará en plena forma durante el día

Durante la semana de ayuno alcalino hay que disfrutar de suficientes horas de sueño y pausas de descanso. Una recuperación adecuada nos ayuda a desacidificar y desintoxicar el organismo. Durante el sueño, el metabolismo, sobre todo el hígado, se encarga de dicha desintoxicación; la piel y el sistema nervioso se recuperan después de un día de estrés. Por lo tanto es necesario utilizar este sencillo y muy efectivo remedio curativo de la naturaleza.

Si tienes dificultades para dormir, realiza una actividad antes de ir a la cama que te tranquilice y relaje. Así podrás desconectar y dormir mucho mejor. Para conseguir un sueño reparador nos puede ayudar un baño caliente con diversos aditivos. Por ejemplo, un baño con aceite de lavanda y melisa o un baño aromático con miel y almendras no solo nos tranquilizan sino que también hacen algo en pro de nuestra piel. Un baño especial alcalino también puede ayudar a desintoxicar nuestro cuerpo.

Si por las noches tienes demasiadas cosas en la cabeza, estaría bien que te hicieras con un diario y escribieras todos esos pensamientos. Al ponerlos por escrito pierden mágicamente su poder y podrás dormir con toda la tranquilidad del mundo. Si quieres desconectar totalmente, tampoco deberías trabajar hasta bien entrada la noche.

Si, a pesar de todo, por las mañanas te levantas agotado, puede que tengas demasiados aparatos electrónicos a tu alrededor. Apaga el teléfono móvil, lo mejor que puedes hacer es dejarlo en otra habitación. Si al despertarte no te encuentras bien y eventualmente te levantas con dolores de espalda y de cabeza, puede suceder que tu cama esté situada en lo que se denomina «zona de estímulo geográfico».* En estos casos lo mejor será desplazar la cama unos cuantos centímetros.

---

* N. de la T.: Traducción literal del original (*geografischen Reizzone*). Aunque no me ha sido posible encontrar el equivalente en castellano, es de suponer que la autora se refiere a algún concepto manejado en la geobiología. La geobiología «es una disciplina europea ("contraparte" occidental del *Feng Shui*), poderosa aliada a la hora de potenciar la salud y la vitalidad, y que permite, entre otras cosas, conocer sobre qué energías de la Tierra dormimos». (Fuente: www.claudiomelloni.com)

Diez reglas Wacker para el ayuno alcalino

No solo lo que comes, sino también cómo y cuándo lo comes, es importante para que este ayuno selectivo funcione.

Regla 1: ¡Come alimentos crudos solo si los toleras!

Si no puedes digerir bien los alimentos crudos, cargarás innecesariamente tu intestino. Si al comerlos sueles tener flatulencia o dolores, lo mejor es que rehogues la verdura. Si por el contrario dispones de un estómago bien robusto, puedes ingerir la fruta y la verdura totalmente cruda. Pero solo hasta las 14 horas. ¡Echa un vistazo a la regla dos!

Regla 2: ¡Comida cruda solo hasta las 14 horas, y después de las 18 horas no comer nada más!

Después de las 14 horas, la fruta y la verdura cruda son complicadas de digerir. Eso tiene que ver con el ritmo vital, ya que el hígado, después de esa hora, está ocupado en sus labores de desintoxicación interna. Por lo tanto debes evitar comer alimentos crudos después de una comida cocinada. Los tiempos de digestión de la comida cruda, sobre todo de la fruta, y de los alimentos cocidos, son muy distintos. Lo mejor es que comas la fruta en ayunas, es decir, en el desayuno.

Todo lo que comemos después de las 18 horas sobrecarga nuestro hígado. El metabolismo interno del hígado está especialmente activo durante las noches y si no es molestado, se puede dedicar a la desintoxicación de tu cuerpo.

Regla 3: ¡Lo más natural posible!
Puesto que al calentar los alimentos se pierden muchos nutrientes vitales, es importante que prestes atención al tiempo de cocción. No cuezas las verduras hasta que estén demasiado blandas y no las ases excesivamente. Lo mejor sería prepararlas al vapor.

Regla 4: ¡No demasiado!
La regla general dice: «¡Come solo lo que sea necesario!». Aun cuando sea alcalino, comer demasiado es insano. Intenta comer de forma lenta y consciente, y mastica a conciencia. Poco a poco irás descubriendo cuál es la cantidad adecuada para ti.

Regla 5: ¡No hagas mezclas salvajes!
Lo sencillo es mejor. Cuantos menos alimentos mezcles, más intenso se mantendrá el sabor de cada ingrediente. En cada comida no utilices más de tres variedades de fruta o de verdura.

Regla 6: ¡Utiliza las especias de forma moderada!
Si aderezas demasiado tus comidas, lograrás insensibilizar tus papilas gustativas. Entre otras cosas esto implica que pierdas la sensación de saciedad. Ese es el motivo por el que el ajo y el ajo

de oso, a pesar de sus muchas virtudes, no son recomendables en la dieta alcalina. Los aderezos óptimos son las hierbas, sobre todo las frescas. Adereza tu comida con ellas y luego comprueba si necesitas añadir algo de sal. Así mantendrás lo más bajo posible su consumo.

Regla 7: ¡Come solo alimentos alcalinos que sean de tu agrado!

Déjate llevar por las frutas y verduras de cada estación y compra solo aquello que te apetezca comer. ¡Experimenta todo lo que puedas! Es realmente impresionante la cantidad de alimentos extraordinarios que existen en la naturaleza y que probablemente tú ni siquiera conocías.

Regla 8: Come más verdura que fruta, ¡y que sea fruta madura!

¡Solo la fruta y la verdura maduras hacen que el metabolismo sea alcalino! Los tomates verdes y los aguacates duros no te ayudan en el proceso de desacidificación y, además, en personas con estómagos e intestinos sensibles, pueden provocar flatulencia y dolor. También es importante la proporción entre fruta y verdura: lo ideal es que la proporción del porcentaje sea de un 80/20. Lo mejor es comer fruta al mediodía, y la verdura por la tarde y por las noches. El motivo es que la fruta contiene mucho azúcar y mucha agua, y por lo tanto recorre de manera más rápida los caminos de la digestión. Si la fruta llega el intestino sobre una verdura en proceso de digestión, entonces dicha fruta comienza a fermentar. La fermentación provoca flatulencia y eso conlleva consecuencias bastante desagradables.

Regla 9: ¡Mastica bien!

Lo bien masticado está medio digerido y hace que nos saciemos antes. La experiencia demuestra que aprender a masticar correctamente requiere tiempo y paciencia. Por lo tanto ¡hay que practicar, practicar y practicar! Prueba primero con rodajas finas de manzana. Debes masticar al menos treinta veces (¡los más avanzados consiguen masticar de sesenta a ochenta veces!). Solo lo que has desmenuzado de manera consciente con los dientes luego podrá ser adecuadamente digerido por el estómago y el intestino. Gracias a un buen masticado conseguirás saciarte mucho antes, entre otras cosas porque consume mucho tiempo y es agotador.

Regla 10: ¡Mantén un horario de comidas!

Muchos problemas gastrointestinales se deben a nuestros horarios sobrecargados y caóticos. Somos criaturas rítmicas y también nuestro sistema digestivo lleva un ritmo suave y regular: horas de comida fijas, pausas de descanso y ejercicio regular.

Ayunar puede ser fácil

Los alimentos alcalinos, una vez digeridos, además de contrarrestar las sustancias que producen la hiperacidez, son muy saciantes.

Regálale un descanso a tu cuerpo. Una semana de ayuno alcalino conseguirá desintoxicarlo.

El día a día del ayuno alcalino

Además de los alimentos alcalinos, la limpieza del intestino, el ejercicio y las pausas son importantes componentes del programa de ayuno.

Desayuno: lo ideal es fruta fresca de temporada. Según la época del año puedes comerte sencillamente un plátano o una manzana, o bien preparar un muesli alcalino. Un zumo recién exprimido es un empujón energético cargado de vitaminas.

Almuerzo: la ensalada diaria (si es posible cruda y con muchas hierbas frescas) siempre debe estar al mediodía sobre la mesa (por las noches no se consigue digerir bien). Si no tienes suficiente con una ensalada, también puedes tomar una pequeña ración de verdura, bien sea en crudo o cocinada. Si no soportas bien la verdura cruda, entonces puedes comer una ensalada hecha de verdura cocinada o bien un plato de verdura.

Cena: mejor un menú ligero (y siempre antes de las siete): una sopa de verduras o un pequeño plato de verdura rehogada es lo más adecuado.

Comidas entre horas (solo en casos excepcionales): si entre comidas tienes algo de hambre o necesidad de comer algo rápido, lo mejor es que bebas un trago de agua o bien una infusión de hierbas. Si no es suficiente para ti, también puedes comer algunos frutos secos o aceitunas.

Bebidas: bebe de dos y medio a tres litros de agua al día (según la estación del año puede ser templada o fría, o también infusiones de hierbas muy diluidas).

Limpieza de intestino: limpia tu intestino cada dos o tres días con sulfato de sodio o FX Passage®, bien con un enema o con una hidroterapia de colon.

Actividad: ten muy en cuenta tu programa de ejercicio y planifica de treinta a cuarenta y cinco minutos diarios. Si eres perezoso, deberás ir aumentando poco a poco la actividad deportiva. Nadar, andar o correr a un ritmo moderado son buenas alternativas deportivas para los principiantes.

Descanso: realiza pausas de descanso a lo largo del día (dar un paseo en el bosque, un masaje de ayurveda, un baño alcalino por las noches). ¡Y haz un inventario de estrés! ¿Qué es lo que más te estresa? ¿Qué puedes hacer al respecto? Lee algún libro sobre el tema, analiza las causas y lleva a cabo un programa antiestrés.

Aprovisionamiento básico de la dieta alcalina

Si quieres tener siempre algo a mano para comer si llegas tarde a casa o no has tenido tiempo de pasar a hacer la compra, que no falten en tu despensa los siguientes ingredientes:

- 1-2 kilos de patatas.
- Manzanas, plátanos.
- 1-2 limones.
- Un bote de aceitunas negras.
- Un bote de pasta de aceitunas, o bien pesto (sin ajo).
- Un bote de remolacha roja (fermentada con ácido láctico).
- Almendras y otros frutos secos.
- Copos de chufa.

- Distintos tipos de fruta desecada.
- Agua mineral (varios litros).
- Infusiones de hierbas (sin *rooibos* ni mezclas de frutas).

Si tienes ganas de hacer algún cambio a largo plazo y te decides por una nutrición alcalina, merece la pena que te hagas con algunos pequeños electrodomésticos y utensilios de cocina. El más importante en la cocina alcalina es la vaporera. Con ella puedes preparar rápidamente cualquier verdura y, además, manteniendo todas sus propiedades. La vaporera está compuesta por un recipiente y un tamiz colocado dentro del recipiente. La verdura se sitúa en el tamiz, no en el agua, y se cocina con el vapor de agua.

También es imprescindible tener un cepillo de verduras. Un rallador o una mandolina es muy recomendable para todos los platos de verdura cruda, ya que de este modo el aroma y el sabor se mantienen más intensos.

Una licuadora también es importante para la cocina alcalina. Los zumos de fruta y verdura recién exprimidos son una posibilidad sencilla para cubrir las necesidades diarias de vitaminas y sustancias minerales, de una forma rápida y sin grandes complicaciones. A la hora de comprar una licuadora hay que tener en cuenta que licúe la fruta y la verdura con delicadeza, tal y como por ejemplo lo hacen las licuadoras de la marca Green

Star (www.keimling.de). Si se calientan demasiado, se pierden muchas vitaminas que son sensibles al calor.

El alcalímetro

A la hora de hacer la dieta alcalina hay que renunciar por completo a una serie de formadores de ácido, que son totalmente insanos; sin embargo, disponemos de una gran cantidad de generadores alcalinos que puedes comer y que supondrán un verdadero beneficio para tu cuerpo. Existen muchas variedades de frutas y verduras así como ensaladas, brotes y hierbas; ve probando y descubre cuáles son los que más te gustan.

Lo mejor es que experimentes con frutas y verduras de temporada, ya que se encuentran en su mejor momento de maduración y son las más frescas. Las frutas de las variedades exóticas, así como aquella fruta que es de temporada pero no se cultiva en los alrededores de tu lugar de residencia (como por ejemplo las cerezas en diciembre) tienen que recorrer unas distancias enormes desde el otro extremo del mundo o bien se cultivan en invernaderos; en ambos casos el grado de maduración no es el óptimo ya que las frutas tropicales deben recogerse sin madurar para que no se estropeen en los largos viajes. Y además aquellas frutas que no crecen bajo la influencia del sol directo ya no maduran de forma adecuada. La fruta no madura forma ácidos, y eso es precisamente lo que queremos evitar en el ayuno alcalino.

Cuando estamos haciendo una dieta alcalina, las ensaladas y las hierbas deben aparecer todos los días en nuestra mesa. Acostúmbrate a añadir hierbas frescas a todos los platos; les darás un toque final extraordinario. Además la mayoría de las hierbas son beneficiosas para el estómago y el intestino y fomentan la digestión.

Un picoteo ideal, en caso de que tengas algo de hambre entre horas, es comer un poco de fruta seca (naturalmente sin sulfitos, ya que suponen un aporte de ácido). La fruta seca (y los frutos secos) sin sulfitos contiene mucho potasio, magnesio y hierro. Además te puede servir para practicar el masticado a conciencia.

También los germinados y brotes deben estar en los primeros puestos de tu lista, y lo mejor es comerlos con la mayor frecuencia posible, por ejemplo en ensalada. Contienen gran cantidad de nutrientes, de tal manera que si diariamente consumes germinados y brotes frescos ya no tendrás que preocuparte de las vitaminas, minerales, enzimas y productos bioactivos. Los germinados contienen más nutrientes que las semillas ya que por medio del proceso de germinación se multiplica el contenido y la calidad. Los cereales y las legumbres están permitidos en la dieta alcalina siempre y cuando sean germinados; de lo contrario, no lo están. Puedes encontrar germinados frescos en tiendas *bío*, en los mercadillos semanales o también en muchos supermercados.

Para ayudarte con la lista de la compra, a continuación mostramos un listado de alimentos alcalinos apropiados y muy fáciles de conseguir:

Fruta		
Aceitunas (verdes, negras)	Aguacate	Albaricoque
Arándano	Arándano rojo	Bayas de goji
Carambola	Cerezas (ácidas, dulces)	Ciruela amarilla
Ciruelas	Clementina	Dátiles frescos
Frambuesa	Fresas	Grosella espinosa
Grosellas (rojas, blancas, negras)	Higos	Kiwis
Lima	Limón	Mandarina
Mango	Manzana	Melocotón
Melón	Melón cantalupo	Membrillo
Mora	Naranja	Nectarina
Pomelo	Papaya	Pera
Piña	Pomelo	Sandía
Tangelo	Uva	

Frutos y frutas secos (no sulfurados)		
Agracejo	Albaricoque	Bayas de acai
Bayas de goji	*Chips* de manzana, no azucarados	Ciruelas pasas
Dátiles	Higos	Mango
Melocotón	Moras	Papaya
Pasas	Pasas de Corinto	Piña
Plátano	Sultanas	

Verduras y setas		
Acelgas	Achicoria	Achicoria roja
Alcachofas	Algas (nori, wakame, hijiki, chlorella, spirulina)	Apio
Apio de campo	Batatas	Boletus
Brócoli	Calabacín	Calabaza
Cebolla	Cebolleta	Chalotas
Champiñón	Col china	Col de Saboya
Col puntiaguda	Col rizada	Coliflor
Colinabo	Colmenillas	Escorzonera
Espinacas	Guisantes, frescos	Hinojo
Hongo bejín	Hongo ostra	Hongos agaricales
Judías verdes	Lombarda	Nabito de Teltow
Oreja de Judas	*Pak-choi*	Pan de azúcar
Patatas	Pepino	Pimiento
Puerro	Quimbombó	Rabanitos
Rábano largo	Raíz de perejil	Rebozuelo
Remolacha	Repollo blanco	Romanesco
Ruibarbo	*Shiitake*	Tirabeques
Tomate	Trufa	Zanahoria

Hierbas, especias y ensaladas		
Abésoda (comino negro)	Acedera común	Achicoria
Achicoria roja	Ajedrea	Albahaca
Alcaparras	Alcaravea	Apio de monte
Armuelle	Azafrán	Berro de agua
Berros de jardín	Borraja	Brotes de espinacas
Canela	Cardamomo	Cebollino
Chile	Chili	Clavo
Cogollo de lechuga	Col china	Comino
Coriandro	Cúrcuma	Diente de león
Endivias	Eneldo	Escarola
Hisopo	Hojas de apio	Hojas de calabacín
Jengibre	Lechuga	Lechuga de hoja de arce
Lechuga iceberg	Lechuga lollo-bionda	Lechuga lollo-rosso
Lechuga romana	Lechuga silvestre	Limoncillo
Mejorana	Melisa	Menta
Nuez moscada	Orégano	Ortiga
Perejil	Perifollo	Pimienta
Rábano rusticano	Rapónchigos	Romero
Rúcula	Salvia	Semillas de hinojo
Tomillo	Vainilla	Verdolaga

Brotes y germinados		
Alfalfa	Amaranto	Arroz
Avena	Berros	Brócoli
Cebada	Colinabo (variedades)	Espelta
Garbanzos	Habas de soja verde	Lentejas
Mijo	Mostaza	Semillas de girasol
Rabanitos	Rábano largo	Rúcula
Semillas de cilantro	Semillas de hinojo	Semillas de lino
Sésamo (sin pelar)	Soja	Trébol rojo
Trigo	Trigo sarraceno	

Frutos secos y semillas		
Almendras	Coco	Hayucos
Nueces (crudas)	Nueces de macadamia	Nueces de Brasil
Pasta de almendras	Piñones de cedro	Semillas de calabaza
Semillas de girasol	Pistachos	Sal de sésamo (gomasio)
Semillas de amapola	Semillas de cáñamo	Semillas de chía
Semillas de lino	Semillas de sésamo	Tahini

Aceites		
Aceite de aguacate	Aceite de albaricoque	Aceite de argán
Aceite de cacahuete	Aceite de cáñamo	Aceite de cardo
Aceite de germen de trigo	Aceite de girasol	Aceite de linaza
Aceite de macadamia	Aceite de maíz	Aceite de nuez
Aceite de oliva virgen extra	Aceite de semillas de calabaza	Aceite de semillas de uva
Aceite de sésamo	Grasa de coco	Manteca de karité

Las recetas que aparecen a continuación demuestran que no es nada complicado prescindir de los alimentos que producen ácidos y que no es necesario cocinar platos aburridos. Más bien todo lo contrario: te sorprenderá lo variada y sabrosa que es la cocina alcalina y lo que puedes preparar con la gran cantidad de alimentos alcalinos que existen. ¡Descubre todas las ideas que te proponemos en las próximas páginas y disfruta de tu dieta alcalina!

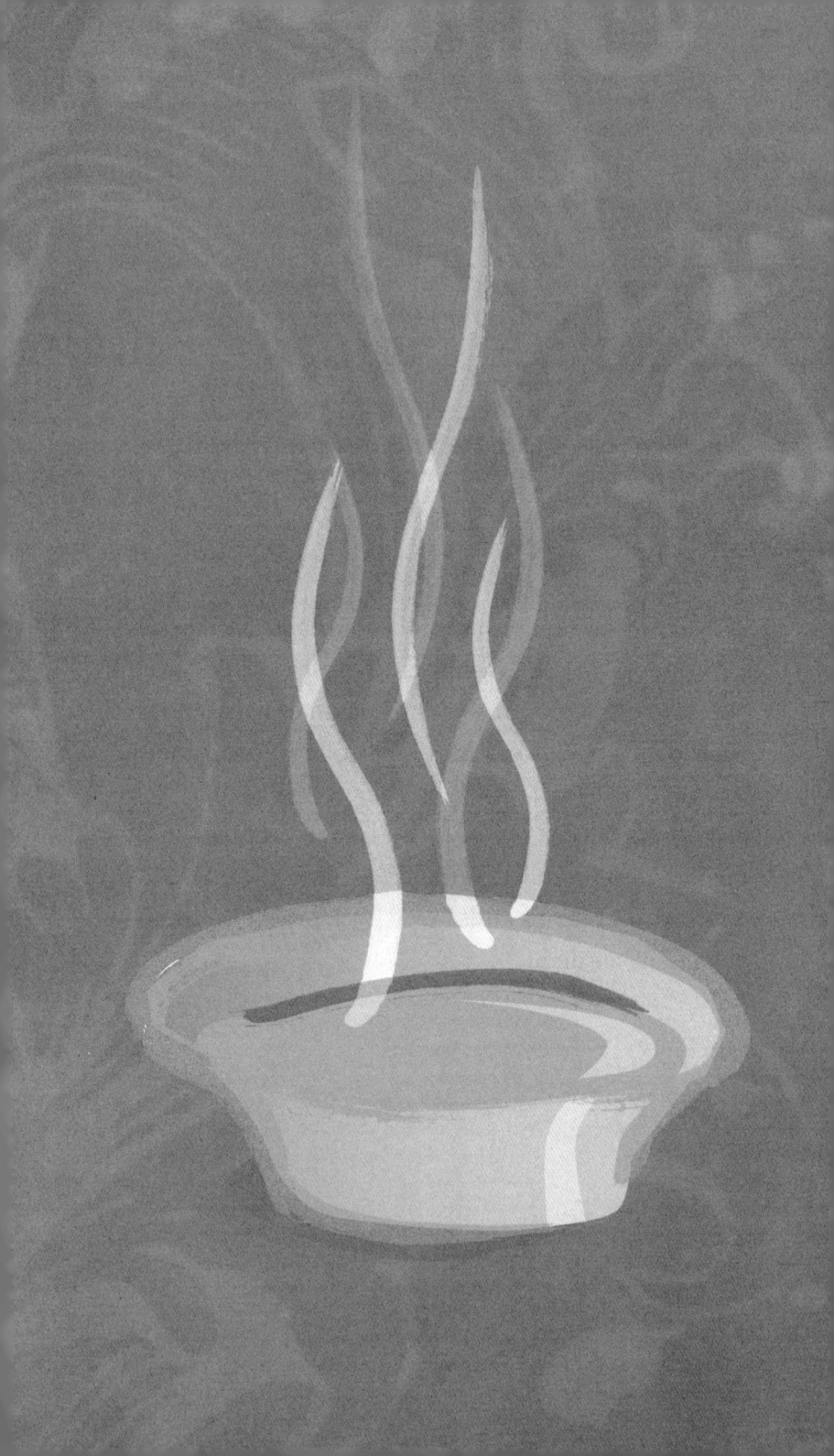

Recetas alcalinas

La cocina alcalina es muy sencilla.
A continuación, una pequeña selección
de recetas.

Muesli alcalino original, siguiendo la receta Wacker

Todo el año   Para 1 persona   🕐 10 minutos

1 plátano • 1 manzana u otra fruta de temporada • 3 cucharadas de almendras laminadas • 2 cucharadas de muesli Wacker germinado • zumo de medio limón o media naranja.

- Cortar en trozos pequeños el plátano, la manzana o cualquier otra fruta de tu elección. Mezclar con las almendras laminadas y el muesli.
- Añadir el zumo de limón o de naranja y dejar reposar durante un instante.

Consejo: Si lo deseas también puedes preparar tu propio muesli, siempre y cuando todos los ingredientes sean alcalinos. Para ello utiliza de uno a tres tipos de frutas que sean de temporada. En verano y a comienzos del otoño tienes una gran cantidad de frutas y bayas para elegir. Solo en febrero y en marzo la selección de fruta fresca no es demasiado variada: plátanos, naranjas, piñas y manzanas. Pero existen una gran cantidad de frutas y frutos secos que naturalmente podemos incorporar al muesli. En lugar de almendras también puedes utilizar una cucharadita de pasta de almendras o semillas de girasol, o bien dos cucharaditas de semillas de lino trituradas.

Desayuno de piña y frambuesa

Verano   Para 2 personas   🕐 5 minutos

1 piña pequeña madura • ½ bandeja de frambuesas • algunas hojas de melisa fresca.

- Pelar la piña y cortar en trozos pequeños, lavar las frambuesas, secarlas y esparcir encima de los trozos de piña. Servir decorado con las hojas de melisa.

Consejo: Una alternativa perfecta al muesli mañanero es el desayuno con frutas. En verano puedes prepararlo con frambuesas frescas y piña; en invierno, con manzanas y plátanos.

Smoothie de mango y hierbas silvestres

Invierno/primavera   Para 2 personas   ⏱ 5 minutos

2 mangos maduros • 2 naranjas de zumo medianas • 1 puñado de hierbas silvestres • 1 cucharada de copos de chufa • 1 cucharada de pistachos troceados.

- Pelar los mangos y retirar el hueso. Introducir la pulpa del mango en el vaso de la batidora. Exprimir las naranjas y, poco a poco, ir añadiendo el zumo a la pulpa de mango. Batir.
- Incorporar las hierbas silvestres, los copos de chufa y los pistachos.

Consejo: Puedes hacer un desayuno bebido, pero recuerda que también debes «masticar» los batidos y zumos.

Zumo de vitaminas recién exprimido

Verano / otoño   Para 2 personas   ⏲ 9 minutos

3 manzanas • 2 zanahorias • ½ bandeja de grosellas negras • 1 cucharada de aceite de sésamo o 1 cucharada de semillas de sésamo.

- Lavar y cortar en trozos pequeños las manzanas y las zanahorias. Lavar las grosellas y dejar escurrir. Licuar por turnos trozos de manzana, de zanahoria y de grosella. Incorporar el aceite al zumo y remover.

Consejo: Si utilizas semillas de sésamo, también puedes mezclarlas con las frutas y pasarlo todo por la licuadora.

Aliño mediterráneo

Todo el año   Para 2 personas   ⏲ 5 minutos

1 cebolla pequeña • algunas hojas de albahaca • 4 cucharadas de aceite de oliva (si es posible virgen extra) • zumo de 1 limón • granos de pimienta blanca, roja y negra recién molidos • algunas hojas de tomillo limonero.

- Cortar la cebolla en trozos pequeños, cortar muy finamente las hojas de albahaca. Mezclar bien con el resto de los ingredientes.

Variante: Si no tienes a mano albahaca ni tomillo limonero, también puedes utilizar cualquier otra hierba.

Consejo: Durante el ayuno alcalino es muy importante que no prepares los aliños con vinagre, ajo, mostaza ni productos lácteos.

Aliño de tomate

Verano   Para 2 personas   🕐 7 minutos

2 tomates carnosos o 4 tomates pera maduros • 1 cebolla pequeña • 1 puñado de hojas de albahaca • 2 cucharadas de aceite de oliva • zumo de medio limón • pimienta negra • sal.

- Lavar los tomates y cortarlos en dados pequeños, pelar la cebolla e igualmente trocearla.
- Picar la mitad de las hojas de albahaca y, junto con el aceite de oliva, el zumo de limón, la sal y la pimienta, preparar un aliño. Mezclar los tomates con el resto de las hojas de albahaca.

Consejo: Este aliño veraniego va muy bien con todo tipo de ensaladas verdes, sobre todo con la de rúcula.

Ensalada de lechuga de temporada con lentejas germinadas

Todo el año   Para 2 personas   ⏲ 10 minutos

1 puñado de hojas de lechuga de temporada, por ejemplo lechuga iceberg • 1 manojo de lentejas germinadas frescas • 1 cucharada de semillas de calabaza u otras semillas • aliño mediterráneo (página 72).

- Lavar la lechuga, cortarla en trozos pequeños y dejar secar o bien secarla con un paño de cocina. Añadir el aliño y remover. Espolvorear por encima los germinados frescos y las semillas.

Ensalada «italiana»

Verano   Para 2 personas   ⏲ 12 minutos

2 aguacates maduros • 1 puñado de champiñones pequeños • 2 tomates maduros • 1 puñado de hojas de albahaca roja o verde • una pizca de tomillo limonero • aliño de tomate (página 73).

- Pelar con cuidado los aguacates y retirar el hueso, luego cortarlos en rodajas finas. Limpiar los champiñones frotándolos bien con un paño de cocina y cortarlos en rodajas delgadas. Lavar los tomates y cortarlos en dados pequeños.
- Colocar en una bandeja las rodajas de aguacate, el champiñón y los dados de tomate y echar por encima las hojas de albahaca. Con una cuchara echar el aliño de tomate sobre la ensalada y añadir la pizca de tomillo.

Sopa alcalina

Todo el año   Para 2 personas   ⏲ 15 minutos

1 cubito de caldo de verduras (sin potenciador de sabor) • 1 litro de agua • 1 cebolla mediana • 1 tipo de verduras, como por ejemplo 2-3 zanahorias • 1 puñado de hierbas frescas a tu elección, por ejemplo perejil, apio de monte o perifollo.

- Colocar el cubito de caldo de verduras y el agua en una cazuela y calentar. Pelar la cebolla y cortarla en trozos pequeños. Pelar la verdura, cortarla en rodajas fijas y añadirla al caldo. Cuantos más finos sean los trozos, más rápido se hará la sopa.
- Las hierbas se pueden incorporar cuando la sopa ya esté en el plato, de tal forma que mantengan todo su aroma y vitaminas.

Consejo: Esta receta básica es ideal para todos aquellos que no puedan o no quieran estar cocinando todas las noches. No precisa de grandes dotes culinarias, se realiza rápidamente y además siempre sabe distinta, según el tipo de verdura o de hierba que se haya utilizado (colinabo, zanahorias, perejil, brócoli, puerro, las hojas verdes del apio...).

Crema de setas de ostra y calabacín

Verano / otoño   Para 2 personas   ⏲ 20 minutos

1 calabacín mediano • 6 patatas medianas • 400 g de setas de ostra • 2 cucharadas de aceite de girasol • 1 chalota • 1 ½ litros de caldo de verduras • hojas de perejil • pimienta blanca • sal de hierbas • jengibre molido o bien un trozo del tamaño de una nuez de jengibre fresco troceado • nuez moscada recién rallada.

- Lavar el calabacín y cortarlo en trozos pequeños. Lavar las patatas, pelarlas y cortarlas en rodajas gruesas. Frotar en seco las setas y cortarlas en rodajas.
- Calentar el aceite en una cazuela. Pelar la chalota, cortarla en trozos pequeños y rehogarla junto a las setas ostra. Añadir las patatas y el calabacín e incorporar la cantidad necesaria de caldo de verduras hasta que todo quede cubierto por completo; llevar a ebullición.
- Una vez que esté cocido, añadir las especias y batir. Añadir el caldo de verduras necesario para que quede cremosa.
- Lavar el perejil, cortar en trozos pequeños y espolvorear por encima de la crema.

Sopa de remolacha (*borschtsch*)

Otoño/invierno   Para 2 personas   ⏲ 40 minutos

2 patatas grandes • 2 remolachas medianas • 1 cebolla • 1 repollo pequeño • 3 cucharadas de aceite de calabaza • 1 litro de caldo de verduras • pimienta • sal de hierbas, chile y cilantro recién picado.

- Pelar las patatas y la remolacha, cortarlas en pequeños dados o en rodajas finas, echarlas al caldo de verduras y llevar a ebullición. Pelar la cebolla y cortar en dados pequeños. Lavar el repollo y cortar en juliana.
- En una segunda cazuela rehogar ligeramente en el aceite de calabaza los dados de cebolla y las tiras de repollo. Pasados unos diez minutos incorporar al caldo de verduras. Dejar cocer el guiso hasta que todas las verduras estén bien hechas pero no demasiado blandas. Al final incorporar las especias.

Consejo: En Rusia la sopa de remolacha se realiza con aceite de girasol, pero nosotros utilizamos el aceite de calabaza, que es mucho más aromático. Tiene un sabor tan intenso que casi no haría falta que se le añadieran especias.

Sopa verduras alcalinas - receta básica

Todo el año   Para 2 personas   ⏲ 15 minutos

6 patatas nuevas pequeñas • 2 zanahorias medianas • 1 cebolla pequeña • pimienta blanca • sal de hierbas • 2 cucharadas de aceite de oliva • 1 puñado de perejil.

- Lavar las patatas, pelarlas y cortarlas en dados pequeños. Poner las zanahorias debajo del grifo, frotarlas con un cepillo de verduras e igualmente cortarlas en dados pequeños. Lavar el perejil y cortarlos en trozos pequeños.
- Cocer la verdura *al dente*, si es posible al vapor. Cortar la cebolla en dados pequeños y rehogarla en aceite de oliva hasta que esté transparente. Incorporar la verdura a la cebolla, añadir el perejil, pero no volver a calentar. Aderezar al gusto con las especias y servir.

Consejo: Para realizar esta sopa, en lugar de patatas y zanahorias también se puede utilizar cualquier otro tipo de verdura.

Ratatouille

Verano Para 2 personas ⏱ 35 minutos

1 berenjena • 2 calabacines • 5 tomates pequeños • 2 cebollas pequeñas • 3 cucharadas de aceite de oliva • ½ cucharadita de hojas de tomillo (secas o frescas) • 1 pizca de sal marina • ½ cubito de caldo de verduras • 1 taza de agua hirviendo • 1 bandeja pequeña de brotes de rúcula.

- Lavar la berenjena y cortarla en rodajas. Lavar los calabacines y cortarlos en rodajas no demasiado gruesas. Cortar los tomates en ocho trozos. Pelar las cebollas y cortarlas en aros.
- Calentar el aceite de oliva en una cazuela y rehogar la cebolla hasta que esté transparente. Incorporar la berenjena y los calabacines y rehogar ligeramente. Disolver el cubito de caldo de verduras en el agua y poco a poco incorporarlo a la mezcla. Dejar cocer a fuego medio. Justo antes de servir añadir las especias e incorporar los tomates. Espolvorear por encima la rúcula y servir.

Apionabo con brócoli

Verano/otoño   Para 2 personas   🕐 20 minutos

1 apionabo pequeño • algunos rosetones de brócoli • 2 cucharadas de aceite de girasol • 1 pizca de sal marina • pimienta blanca • 1 cucharada de almendras laminadas.

- Pelar el apionabo, lavarlo y cortarlo en tiras finas. Lavar los rosetones de brócoli.
- Colocar primero las tiras de apionabo en la vaporera y pasados unos pocos minutos incorporar el brócoli. Las dos variedades de verdura se deben colocar por separado.
- Mezclar las especias con el aceite de girasol para hacer un aliño. Mezclar las tiras cocidas de apionabo con el aliño de aceite. Colocar en un plato las verduras por separado. Espolvorear las almendras laminadas sobre el brócoli.

Gratinado de berenjena y setas

Verano/otoño   Para 2 personas   ⏲ 25 minutos

1 berenjena grande • 1 puerro • 1 puñado de setas de cardo • 3 cucharadas de aceite de oliva • 1 manojo pequeño de perejil • 1 puñado de hojas frescas de albahaca • sal marina • mezcla de pimientas (blanca, roja, negra) • cilantro fresco • 5 tomatitos *cherry*.

- Pelar la berenjena y cortarla en cuatro partes en longitudinal y en rodajas delgadas. Cocer en la vaporera las rodajas de berenjena durante pocos minutos. Cortar el puerro en trozos pequeños, limpiar las setas de cardo, cortarlas en rodajas y rehogar ambos en dos cucharadas de aceite de oliva.
- Lavar el perejil y las hojas de albahaca y cortar en trozos pequeños, incorporar a la mezcla de puerro y setas y aderezar con las especias. Pintar un molde con el resto del aceite de oliva y distribuir en el fondo las rodajas de berenjenas. Colocar encima la mezcla de setas y hierbas. Lavar los tomates, partir en cuatro trozos, colocar encima de la mezcla y meter en el horno durante algunos minutos, en la función de gratinado.

Patatas al horno con tomillo limonero

Primavera   Para 2 personas   🕐 15 minutos

6-12 patatas pequeñas nuevas • 1 cucharada de tomillo limonero fresco • sal marina • 1 pizca de pimienta negra recién molida • 2 cucharadas de aceite de oliva.

- Frotar las patatas con un cepillo de verduras debajo del agua del grifo, secarlas y partirlas por la mitad. Retirar las hojitas de tomillo limonero de los tallos y mezclar con la sal marina, la pimienta y el aceite de oliva.
- Pintar la superficie de corte de las patatas con el aderezo. Asar las patatas en el horno a 190 °C unos quince minutos, pero que no adquieran una coloración demasiado marrón.

Consejo: Con seis patatas este plato puede ser un aperitivo, mientras que con doce supone un plato principal para dos personas. Si no puedes encontrar tomillo limonero (que solo se cultiva en maceta), puedes utilizar tomillo convencional.

Manejar el hambre

Aun cuando el estómago gruña un poco, hay que renunciar a los picoteos entre horas.

Si de repente notas algo de hambre, lo mejor que puedes hacer es agarrar tu botella de agua o bien un té y dar algunos tragos. En muchas ocasiones las ganas de comer se pasan. Las tres comidas alcalinas diarias fortalecen el rítmico equilibrio ácido-base del cuerpo, mucho mejor que si te dedicas a picotear de manera constante. Naturalmente esto no se puede aplicar a personas diabéticas y a aquellas que tienden a sufrir hipoglucemia. En caso de que un pequeño ataque de hambre no te permita estar tranquilo, puedes «engañar» un poco a tu estómago con alguna pequeña chuchería alcalina. Antes de la hora de la comida puedes sencillamente comer algo de fruta o verdura cruda. Un zumo recién exprimido, unas pocas almendras o fruta seca son un aperitivo alcalino adecuado. Por la tarde se recomiendan aceitunas verdes y negras, porque son muy alcalinas. También son muy recomendables unas galletas alcalinas.

Galletas alcalinas

Todo el año   Para 2 persona   ⏲ 45 minutos+
tiempo de horneado

60 g de pasas • 1 cucharada de aceite de girasol • 30 g de ciruelas secas • 30 g de albaricoques secos • 30 g de higos secos • 50 g de almendras molidas • 25 g de almendras laminadas.

- Preparar un puré con la mitad de las pasas, el aceite de girasol y una cucharada de agua. Cortar la fruta seca en trozos pequeños, mezclarlas con las almendras y el puré de pasas; amasar bien.
- Con la masa hacer pequeños montoncitos. Colocarlos en una bandeja de horno e introducir dicha bandeja a altura media en un horno precalentado a 160 °C con ventilación (o bien 190 °C con calor arriba y abajo); hornear de quince a veinte minutos.

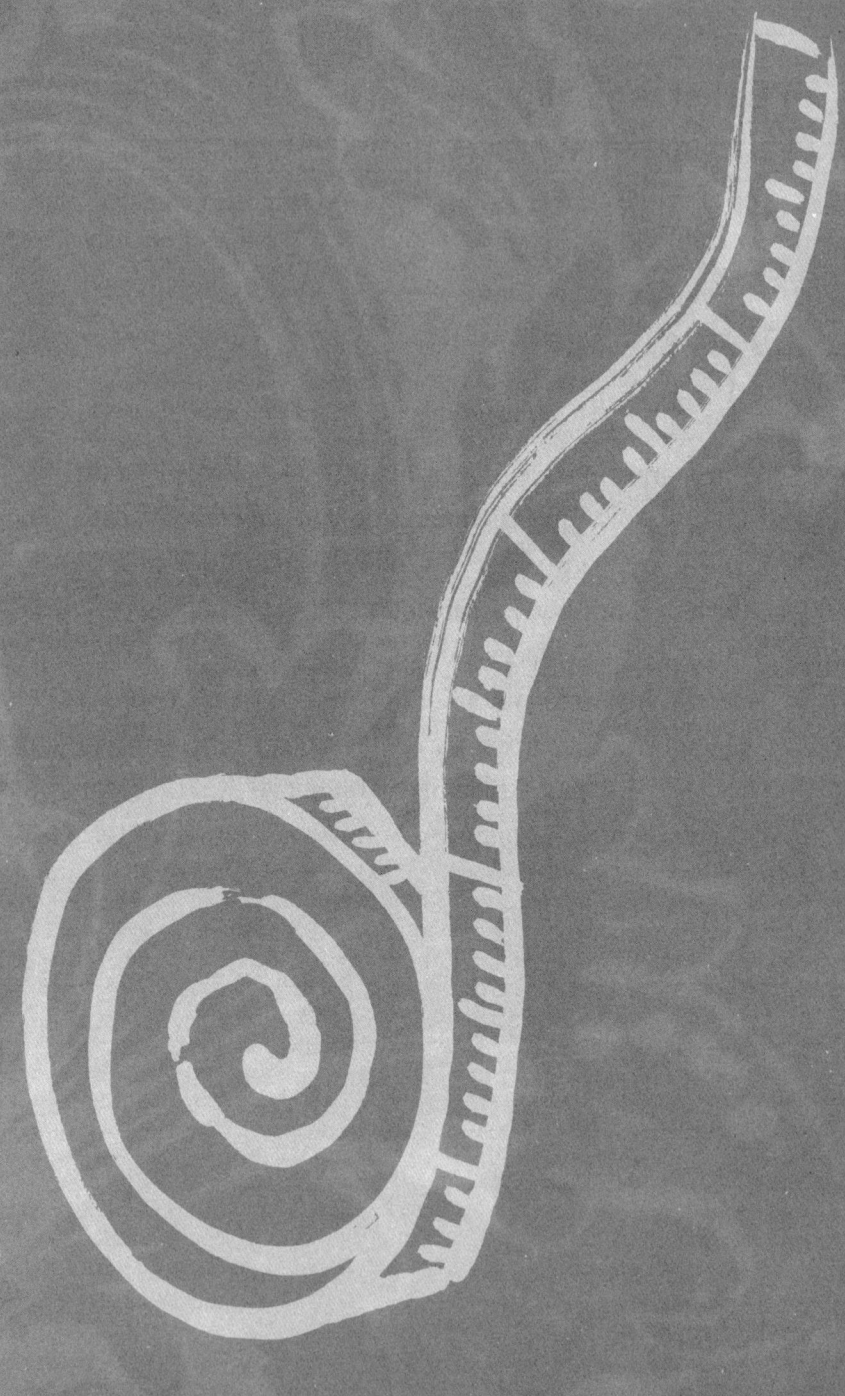

¿Y ahora qué?

Complementa el ayuno selectivo con el ejercicio adecuado y ya estarás listo para incorporar la dieta alcalina a tu vida cotidiana.

Controles del éxito

Seguro que, pasados unos pocos días, te habrás dado cuenta de cómo tu cuerpo y tu mente se han relajado. Concreta esta sensación.

El ayuno alcalino sienta muy bien, y eso es algo que notarás desde el primer momento. De todas formas, si quieres realizar un control un poco más exacto de lo que te «aporta» esta semana de dieta, entonces puedes realizar el control de éxito.

Control de éxito corto y preciso: ¿cómo ha sido tu desacidificación?

A continuación, encontrarás un «cuestionario ácido» para calibrar los resultados, pero no te precipites a la hora de hacer un control de éxito ya que tu cuerpo, ante la retirada del ácido, reacciona primero con un empeoramiento. Todos los venenos que deben salir se almacenan en los órganos excretores. La piel se vuelve impura. También la lengua puede tener una coloración blanca, amarilla, gris o incluso marrón. En ocasiones pueden aparecer dolores de cabeza o trastornos digestivos. (Ten muy en cuenta las «diez reglas de oro de la dieta alcalina» y así limitarás todos estos trastornos y dolencias al mínimo). Ayuda también a tu cuerpo para que elimine todos estos ácidos realizando baños alcalinos, bebiendo al menos tres litros de agua al día y limpiando regularmente tu intestino.

CUESTIONARIO ÁCIDO		
	Sí	**No**
¿Tienes los ojos más brillantes?	☐	☐
¿Tu piel es más pura, suave y lisa?	☐	☐
¿Te ha desaparecido la capa blanquecina de la lengua?	☐	☐
¿Duermes mejor, más tranquilo y más relajado?	☐	☐
¿Te despiertas más descansado?	☐	☐
¿Durante el día te encuentras más productivo?	☐	☐
¿Te concentras mejor?	☐	☐
¿Tienes deposiciones más regulares? ¿Las deposiciones son más compactas? ¿Las deposiciones han modificado su olor y color?	☐	☐
¿Tienes menos flatulencias?	☐	☐
¿Ha cambiado el color y olor de la orina?	☐	☐
¿Tienes menos dolores de cabeza y sensación de somnolencia?	☐	☐
¿Te sientes más tranquilo y relajado?	☐	☐
¿Reaccionas de mejor humor y estás menos irritado?	☐	☐
¿Realizas mejor las tareas más pesadas?	☐	☐
¿Has perdido grasa corporal y has adelgazado?	☐	☐

Cuantas más preguntas hayas respondido con un «sí», mejor ha sido tu proceso de desacidificación.

Control de éxito corto y preciso: ¿cómo es tu perfil alcalino?

La desacidificación también se puede medir de una forma totalmente «científica». Y de hecho no precisamente allí donde los ácidos están almacenados en el cuerpo (para ello habría que ir al médico y realizar unas mediciones relativamente complicadas, como por ejemplo saber lo ácida que es la sangre o bien conocer la cantidad de ácidos que se pueden asimilar sin enfermar), pero al menos sí es posible comprobarlo allí donde se eliminan estos ácidos: la orina. Se puede hacer con unas tiras que se compran en la farmacia y que se denominan papeles indicadores de pH. Estas tiras de papel se colocan en el chorro de orina y se colorean según el contenido de ácido. Siguiendo la escala de color que viene en el paquete se puede determinar el índice de acidez.

Las mediciones que hay que realizar son algo laboriosas, puesto que es necesario realizarlas varias veces al día. El nivel de ácido de la orina, como otros muchos procesos en el cuerpo, está sometido a un ritmo diario que se modifica cuando comes. Por las mañanas, con el estómago vacío, la orina es más ácida (el valor normal es de aproximadamente un pH de 6,5). Una vez que has desayunado, el cuerpo se vuelve más alcalino. Una o dos horas después del desayuno debes realizar una nueva medición, y la orina debe tener un valor pH de al menos 7,5 (cuanto más alcalino, mucho mejor). Si hasta la hora de la comida han transcurrido una o dos horas,

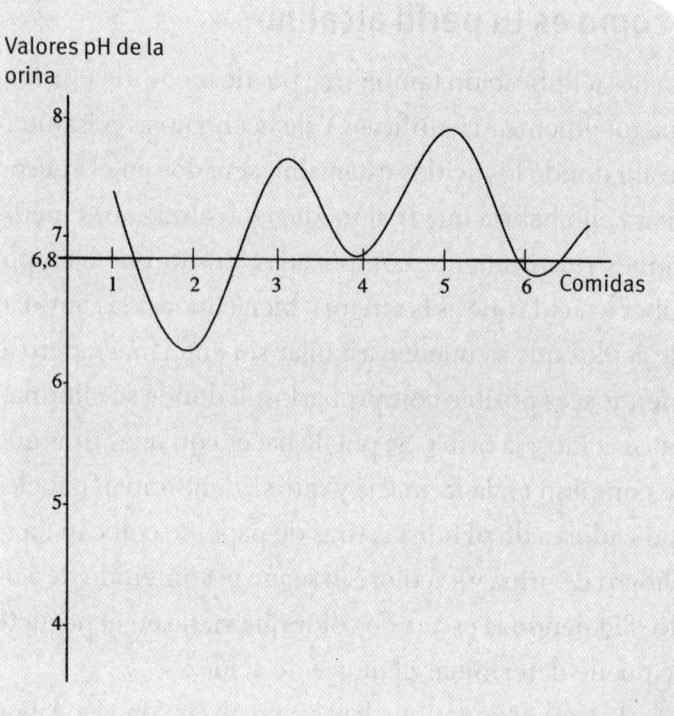

Comidas	
1	Después de la cena.
2	Antes del desayuno (orina de la mañana).
3	Una hora después del desayuno.
4	Antes de la comida.
5	Una hora después de la comida.
6	Antes de la cena.

LAS OSCILACIONES DEL VALOR PH EN LAS DIVERSAS HORAS DEL DÍA

entonces el nivel de ácido vuelve a subir, aproximadamente a un valor pH 7; y de una o dos horas después de comer, desciende de nuevo a un valor pH 8. Después de comer vuelve a subir el nivel de acidez, y los valores pH son de 6,5 a 7. Las tardes son más alcalinas, con valores aproximados de 7,5, y por las noches, cuando vamos a dormir, el estómago siempre suele estar más vacío y entonces el nivel de ácido se eleva y solemos tener un valor pH de 6,5.

La medición del valor pH es sin duda alguna algo interesante; es necesario para comprobar el éxito de la semana de ayuno alcalino, pero no es imprescindible. Ante todo, lo importante para ti es sencillamente saber cómo te sientes, y eso es algo que puedes controlar realizando una comparativa entre el «antes» y el «después».

pH: cuanto más bajo, más ácido

El valor de pH (*pondus Hydrogenii*, 'peso de hidrógeno') indica cuántos iones de hidrógeno hay en un líquido. Cuanto más bajos son los iones de hidrógeno en un líquido, cuanto más básico es un líquido, mayor es el pH. Los ácidos y las bases son oponentes químicos, lo que significa que cuantas más bases hay en un líquido, menos ácidos hay y viceversa. Por lo tanto, si el nivel de ácido aumenta, el «peso del hidrógeno» se eleva: el valor del pH disminuye.

Control de éxito corto y preciso: ¿qué ha mejorado?

Ya que el ayuno alcalino supone una gran ayuda en una buena cantidad de dolencias, lo mejor es que realices tus propios controles individuales. La persona que sigue una dieta alcalina para intentar mejorar de sus enfermedades o incluso conseguir que desaparezcan podrá comparar de una forma muy fiable si los síntomas han desaparecido o si, al menos, han disminuido. Las siguiente tabla puede servir de ayuda.

ANTES DEL AYUNO ALCALINO			
¿Qué problema?	¿Qué intensidad?	¿Con qué frecuencia?	¿Cuándo? (hora del día, entorno, acontecimientos)
Ejemplo: dolor de cabeza.	Medio, penetrante, agudo.	Cada día.	Por las mañanas al levantarme.

| DESPUÉS DEL AYUNO ALCALINO ||||
¿Qué problema?	¿Qué intensidad?	¿Con qué frecuencia?	¿Cuándo? (hora del día, entorno, acontecimientos)
Ejemplo: dolor de cabeza.	Débil, solo una ligera sensación de presión.	De una a dos veces a la semana.	Por las mañanas al levantarme.

El ayuno alcalino

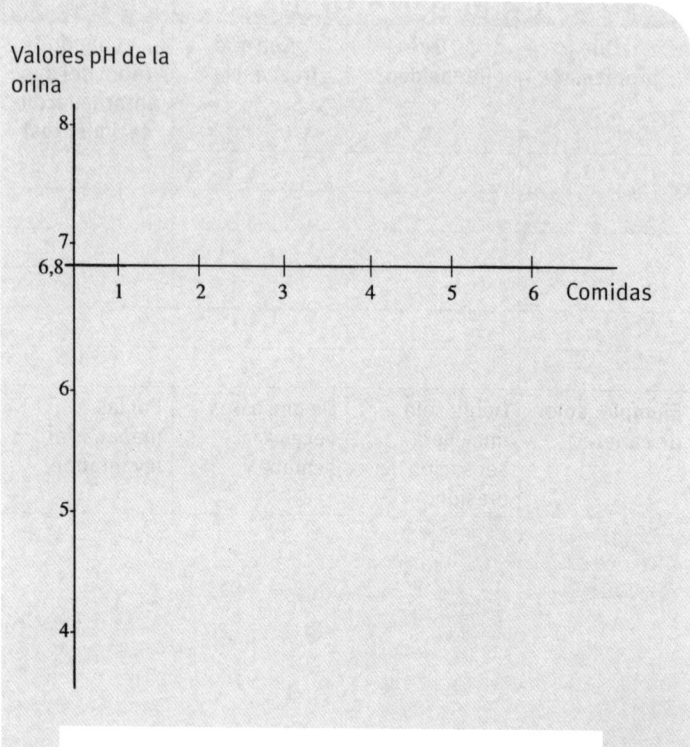

Comidas	
1	Después de la cena.
2	Antes del desayuno (orina de la mañana).
3	Una hora después del desayuno.
4	Antes de la comida.
5	Una hora después de la comida.
6	Antes de la cena.

PERFIL DIARIO DE LA ORINA: AQUÍ DEBES INTRODUCIR EL VALOR DE TU CONTROL DE ORINA

El ejercicio te activa

Los ejercicios de yoga estiran tu musculatura más profunda y estimulan todos los órganos internos. Empieza el día con energía y serenidad.

Únicamente precisarás de treinta minutos para realizar los ejercicios que presentamos a continuación. Naturalmente también puedes hacer solo algunos de ellos. Lo importante es que te coloques lentamente en cada una de las posturas y tengas muy en cuenta tu respiración.

Flexibilidad y armonía a través del yoga

El cocodrilo

Con este ejercicio relajarás las capas musculares profundas de la parte inferior de la espalda y conseguirás que la energía bloqueada vuelva a fluir. Túmbate en el suelo, abre los brazos en lateral a la altura de los hombros y flexiona las piernas. Respira profundamente. Presiona las rodillas entre sí y déjalas caer hacia la derecha. Gira la cabeza hacia el otro lado y ten en cuenta que toda la parte superior del cuerpo debe permanecer pegada al suelo. Mantén la postura durante cinco respiraciones, luego vuelve a colocar lentamente la cabeza en el centro y pon las piernas rectas. Lleva a cabo el mismo ejercicio hacia el otro lado y mantenlo otras cinco respiraciones.

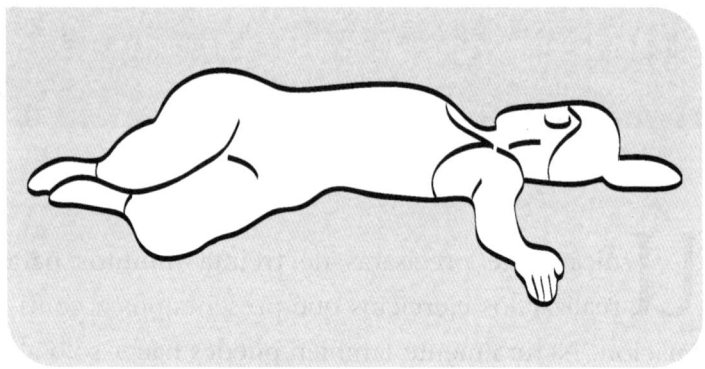

El puente sobre los hombros

Túmbate en el suelo en posición de decúbito supino; los brazos permanecen estirados y paralelos al cuerpo, con las palmas de las manos hacia abajo. Flexiona

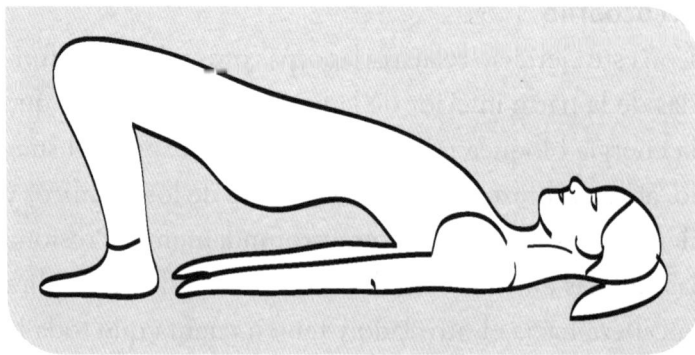

las rodillas y coloca los pies sobre el suelo, cerca de los glúteos; las rodillas deben tocarse entre sí. Eleva la pelvis y la espalda lentamente.

Mantén esta posición todo el tiempo que sea posible y respirar tranquila y pausadamente. Luego baja de forma pausada la pelvis al suelo, vértebra a vértebra.

Torsión sentado

Siéntate erguido en el suelo; la espalda debe mantenerse recta en todo momento. Flexiona la pierna derecha y déjala apoyada en el suelo. La pierna izquierda pasa por encima de la derecha y se apoya. Gira la parte superior del cuerpo hacia la izquierda. Inspira y espira

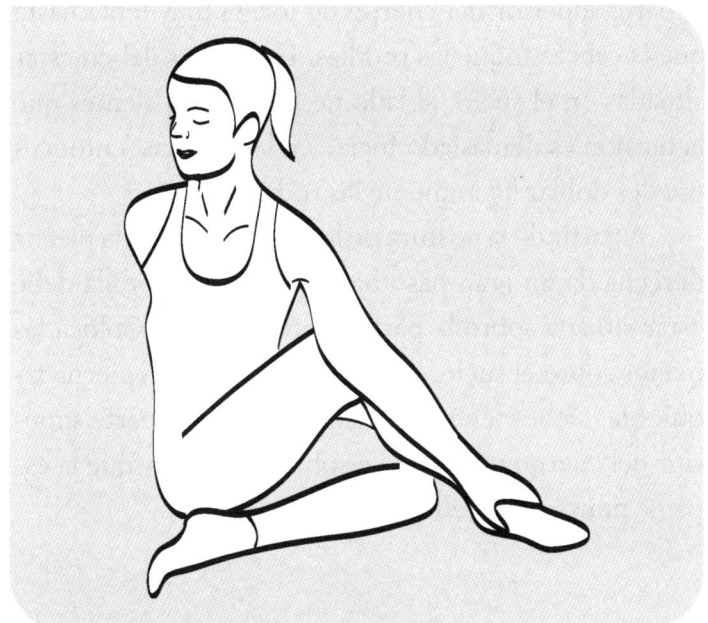

tranquilamente de cinco a ocho veces; luego cambia de lado.

La reverencia

La montaña es la posición de partida de todos los ejercicios que se realizan estando de pie. Colócate erguido. Mantén los pies juntos y endereza bien la columna vertebral. Inspira profundamente desde la caja torácica. A continuación coloca las manos delante del pecho en posición de oración; al mismo tiempo inspira. Ahora estira los brazos por encima de la cabeza y respira de forma muy consciente.

Desde la postura de la montaña, estira los brazos por encima de la cabeza y bájalos al espirar. Flexiona la parte superior del cuerpo de forma muy lenta hasta que la cabeza toque las rodillas. Las manos deben estar situadas en el suelo, al lado de los pies. Si sientes que la tensión es demasiado fuerte en las piernas, entonces puedes doblar ligeramente las rodillas.

A partir de la postura de la reverencia, con la pierna derecha da un gran paso hacia delante; la rodilla debe estar situada sobre la parte central del pie. Coloca las manos sobre el suelo, junto al pie, y estira la pierna izquierda. Debes tener muy en cuenta que la parte superior del cuerpo no se apoye sobre la pierna y que la espalda nunca debe redondearse.

El árbol

Estando de pie de manera totalmente erguida apoya un pie, por su cara interna, sobre el muslo contrario. Si te resulta muy complicado, también puedes apoyarlo sobre la rodilla o la pantorrilla contraria. Eleva los brazos y junta las palmas de las manos. Inspira y espira tranquilamente de diez a veinte veces. Luego deberás cambiar de lado.

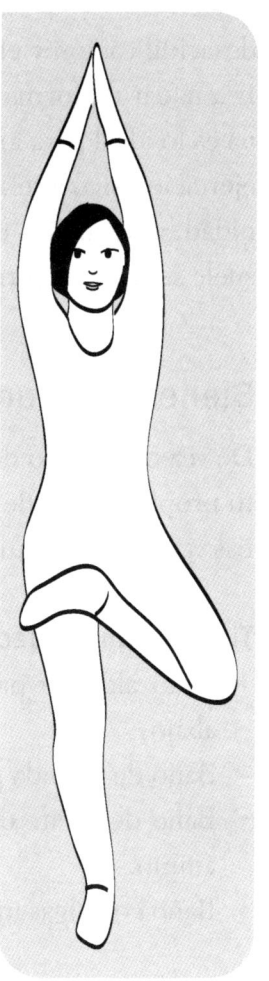

Ejercicio al aire libre

Un simple paseo o una vuelta en bicicleta por el bosque o por un parque de la ciudad es una actividad muy agradable. Pero también puedes salir a la naturaleza, ya que el ejercicio al aire libre es muy beneficioso tanto para el cuerpo como para la mente.

Nadar

Los días que tengas algo más de tiempo o durante los fines de semana puedes ir a nadar, actividad que apoya la desacidificación y eleva la activación del metabolismo. Ir a nadar de forma regular una o dos veces a la semana es lo ideal para lograr la combinación perfecta entre ejercicio físico y relajación. Si además tienes la oportunidad, visita baños termales, ya que la calidad del agua suele ser muy superior a la de una piscina «normal».

Bienestar en una cura alcalina

De vez en cuando debes sumergirte en una bañera. En tu propio cuarto de baño puedes tomarte unas pequeñas vacaciones en tu día a día.

Tipo de baños adecuados:
- Baño alcalino para apoyar la desacidificación (ver abajo).
- Baño de lavanda para relajar.
- Baño de aceite de rosas silvestres para aumentar el ánimo.
- Baño con algas marinas para desintoxicar.

El baño alcalino: los baños alcalinos ayudan a la desacidificación cuando estamos realizando una dieta alcalina. Gracias al líquido del baño, altamente alcalino, los ácidos que se han quedado almacenados en el cuerpo, en el tejido subcutáneo, se van eliminando. Un buen efecto secundario: el baño consigue que tu piel esté extremadamente suave. Añade aproximadamente 170 gramos de carbonato de sodio o de polvo alcalino adquirido en la farmacia en una bañera con agua templada. Permanece dentro de ella al menos veinte minutos. Si tu sistema circulatorio lo permite, puedes incluso alargarlo a cuarenta minutos; cuanto más tiempo permanezcas dentro del baño, más intenso será el efecto. Es importante que después no te des una ducha sino que te seques ligeramente con una toalla y no te eches crema. La piel quedará extremadamente suave y te sentirás como nuevo. Lo mejor sería que después te fueras a la cama o al menos dispusieras de treinta minutos para descansar.

Baño romano-irlandés: la mejor recompensa para una semana estresada es dedicarse a uno mismo un día de bienestar, tal y como lo ofrecen ya en muchos balnearios y hoteles. Los baños romano-irlandeses con aguas termales existen ya en muchos balnearios. Una estancia en un baño romano-irlandés está compuesta por varias paradas: *sanarium*, baño de vapor, masaje con cepillo, baño termal, baño termal con burbujas y baño termal de movimiento. El procedimiento dura aproximadamente tres horas y finaliza con treinta minutos de descanso.

Hammam: otro fantástico ritual de baño es el baño de purificación oriental *hammam*. Un *hammam* está compuesto de varias habitaciones: una antecámara, una habitación con una temperatura de 25 a 30 °C y una humedad del aire del ochenta al noventa por ciento, una habitación de aire caliente con más de 30 °C y más del 90 % de humedad y una habitación de descanso. En la habitación de aire caliente, en su zona central, hay una piedra octogonal sobre la que realizan masajes. Tras una limpieza profunda con un guante hecho de cuero de cabritilla te hacen un masaje de veinte a treinta minutos con una espuma de jabón. Todas las partes del cuerpo, incluida la cabeza, son limpiadas y masajeadas. Después uno se dirige a la habitación de reposo. En las grandes ciudades suele haber este tipo de establecimientos, incluso también dentro de grandes hoteles o en piscinas públicas.

Sauna: Las sauna es un método fantástico para desintoxicarse de una manera rápida y estimular el metabolismo. En especial las mujeres que son muy frioleras sacan mucho beneficio de las saunas. De todas formas no solo hay que asistir a la sauna en invierno, sino también en verano. Además, estabiliza enormemente el sistema inmunitario. Únicamente hay que tener cuidado si se tienen problemas de venas.

Si durante el ayuno alcalino vas a una sauna, seguro que notas que sudas más y que además tu sudor tiene un olor desagradable. Es el efecto de desacidificación, y es totalmente normal.

Masaje: De vez en cuando regálate un masaje, y lo ideal es hacerlo en combinación con una sauna. Los masajes de espalda, los de cuerpo entero o bien los de las zonas reflejas de los pies tienen un efecto directo sobre el tejido conjuntivo y además estimulan el metabolismo. Y si quieres hacer algo realmente bueno en favor de tu organismo, date un masaje ayurvédico. El Ayurveda, la enseñanza de salud tradicional de la India, se ha puesto bastante de moda en los últimos tiempos y sobre todo se ha implantado en muchos hoteles. En especial el masaje sincrónico, un masaje de cuerpo entero a cuatro manos, supone una enorme relajación (no es barato, pero es igual de bueno que unas cortas vacaciones). Al mismo tiempo el masaje sincrónico es muy desintoxicante. Después de uno de esos masajes a cuatro manos lo mejor es que no planees nada para el día. Es tan relajante que es preferible irte tranquilamente a casa a descansar.

Relajación muscular progresiva

Un método muy fácil de aprender para relajarse en el día a día y volver a tener una mejor percepción corporal es la relajación muscular progresiva de Edmund Jacobson.

Quien tiene mucho estrés, por regla general sufre de tensiones musculares e incluso tiene que luchar contra tensiones dolorosas. En el caso de la relajación muscular progresiva se tensan y destensan de forma consciente distintas partes del cuerpo. Hay que dirigir la atención a las partes del cuerpo que estén tensas. Esta técnica de relajación, pasado muy poco tiempo, te puede ayudar a tener una mayor percepción corporal. Las posibles tensiones musculares se pueden localizar de forma consciente y es posible soltarlas. A la larga conseguirás estar más relajado y sentirte totalmente equilibrado.

Hoteles de cura alcalina

Si estás planeando unas vacaciones de bienestar, no estaría mal que visitaras uno de nuestros hoteles, que están certificados en el método Wacker (www.basenfasten.de/hotel). Durante tu estancia no te tendrás que ocupar de absolutamente nada. En ese corto espacio de tiempo te sentirás relajado y te acostumbrarás a lo alcalino. Y no solo te sorprenderán con unos deliciosos platos alcalinos, sino que también podrás disfrutar del programa de bienestar y relajación del hotel. Da igual que sea yoga, relajación muscular progresiva, baños de sauna o bien masajes de desintoxicación, todo ello está especialmente diseñado para equilibrar tu cuerpo y tu mente. Bajo una dirección especializada, por medio de este ayuno guiado podrás ofrecer a tu cuerpo algo muy beneficioso.

Convertir la dieta alcalina en un hábito

La dieta alcalina puede ser el inicio de una forma de vida más saludable. Pero también necesitamos cereales de buena calidad, aun cuando produzcan ácidos.

Si te has alimentado de forma vegetariana con mucha fruta, verdura, cereales, frutos secos, germinados, semillas y hierbas, entonces te has asegurado de tener una alimentación muy completa. Lo importante es que haya mucha variedad según el lema de los científicos de la alimentación: «¡Come todos los colores!».

¿Qué debo comer en el día a día?

La alimentación diaria debe ser equilibrada y muy saludable. En esta alimentación podemos volver a consumir formadores de ácido, a los que tendremos que renunciar por completo cuando estemos haciendo el ayuno alcalino. De todas formas siempre hay formadores de ácido que son más saludables que otros. Y eso es debido a que, a pesar de su efecto ácido, también aportan a nuestro cuerpo muchos beneficios. Existe una gran diferencia entre comer cereales integrales de alta calidad y comer cereales refinados. Los cereales de alto valor tienen cáscara y germen. Además contienen sustancias de lastre, vitaminas y minerales.

Acidificantes saludables: todos los cereales integrales, como espelta, avena, kamut, mijo, arroz, amaranto, quinoa, alforfón, cebada o centeno; también copos de cereales, panes y masas hechos a partir de cereales integrales, polenta o grano partido; legumbres (lentejas, alubias, judías verdes, frijoles, habas de soja, garbanzos); frutos secos; productos de soja; alcachofas, espárragos y coliflor, y té verde y blanco.

Lo ideal sería no consumir otros acidificantes. Desde hace años los estudios han demostrado que quienes siguen una dieta vegetariana viven durante más tiempo y sufren menos enfermedades relacionadas con la civilización, como podría ser la arteriosclerosis, la tensión alta, los infartos, la gota y el reúma. Si comes dos o tres veces a la semana carne o pescado todo va más o menos bien, siempre y cuando sean pequeñas cantidades en el plato y además vayan acompañados de una buena ración de verdura o ensalada. Los productos lácteos, en pequeñas cantidades, están justificados.

La creencia de que hay que tomar muchas proteínas al día para permanecer sano y fuerte es una verdadera locura. Con menos carne se vive de forma más saludable que si ingerimos grandes cantidades. Y lo mismo cabe decir respecto a los productos lácteos.

Acidificantes no recomendables: refrescos, bebidas de cola, productos con contenido de alcohol; carne de cerdo, vaca, ternera, caza, cordero, cabra, avestruz, caballo; aves (también paloma y codorniz); casquería, embutidos, jamón; mariscos, pescados (incluido el de piscifactoría y el de cría biológica); productos lácteos; café y té negro; azúcar y alimentos con azúcar; productos elaborados con harina blanca y pastas de harina blanca; arroz blanco, arroz refinado, y cereales con aditivos como azúcar y copos de avena.

Programa a largo plazo: predominantemente alcalino

En el caso de la dieta alcalina no hay que hacer pausas, tal y como sucede en el resto de las dietas convencionales, ya que en ella siempre ingieres alimentos saludables. Una vez que haya finalizado la semana alcalina hay que comenzar con unos días estructurales y una forma de alimentación basada en lo alcalino.

¿Qué alimentos seguirás tomando después del ayuno alcalino? Si quieres mantener todo lo que has conseguido, entonces deberás ir retirando poco a poco de tu plan alimentario todos los formadores de ácido. Los cereales y los productos integrales pueden regresar a tu plan de comidas. Pero debes tener en cuenta que no hay que excederse en el consumo de alimentos de origen animal, ya que si se ingieren grandes cantidades tanto el metabolismo como la digestión se sobrecargan. Los productos de soja no son verdaderos formadores de ácido pero debido a su elevada concentración de proteínas son difíciles de digerir. Por ello no están permitidos en el ayuno alcalino y deberías darle tiempo a tu estómago y a tu intestino para volver a acostumbrarse a ellos.

Para conseguir un éxito a largo plazo es decisivo que haya una buena relación de alimentos que forman ácidos y aquellos que son alcalinos. Debes consumir como mucho un veinte por ciento de alimentos productores de ácido. Dicho de una forma más clara: varias veces al día se puede comer fruta y verdura, tanta como sea posible. La carne, el café, el alcohol, los productos elaborados con harina blanca, los dulces y los productos lácteos deberían aparecer en raras ocasiones sobre la mesa; hay que comer y beber de ellos tan poca cantidad como se pueda. La alimentación debe seguir siempre la regla 80/20.

Pero no debes hacerlo todo de inmediato. Tómate algo de tiempo para realizar el cambio. Durante esta semana has conseguido hacer un cambio de mentalidad. Por lo tanto plantéate cada semana como un objetivo. Por ejemplo, solo vas a comer una chuchería a la semana, una vez a la semana carne o embutido y únicamente una taza de café al día (todo depende de los «pecados ácidos» que cometas). De esa manera además no sufrirás de mala conciencia. Si cambias toda tu alimentación solo a productos alcalinos, siempre tendrás algún que otro desliz.

La regla 80/20
- El 80 % de los alimentos deben estar compuestos por formadores alcalinos, como puede ser la fruta o la verdura.
- Solo el 20 % de la alimentación debe contener formadores de ácido.

Importante para tener éxito a largo plazo: en el futuro mantente a distancia de los formadores de ácido. La pirámide ácido-alcalina (ver la ilustración más adelante) te enseña de un vistazo qué alimentos pueden aparecer de forma abundante en tu mesa y cuáles de ellos se deben comer con mucha moderación. Ahora además deberías determinar cuál va a ser tu siguiente semana de ayuno alcalino.

Regresa al ayuno alcalino

Lo ideal es realizar una o dos veces al año un ayuno alcalino durante una o dos semanas. El tiempo que debe transcurrir entre ambas fechas es algo que no está determinado. Has de tener en cuenta tu estado de salud y, sobre todo, esperar al momento en que realmente sientas la necesidad de hacer una cura alcalina. Cuando sientas esa necesidad, es tiempo de ir a comprar fruta y verdura. Seguro que en el lugar en el que vives también hay cursos sobre la dieta alcalina impartidos por personas especializadas. Igualmente puedes disfrutar de una semana en un hotel especializado (www.basenfasten.de).

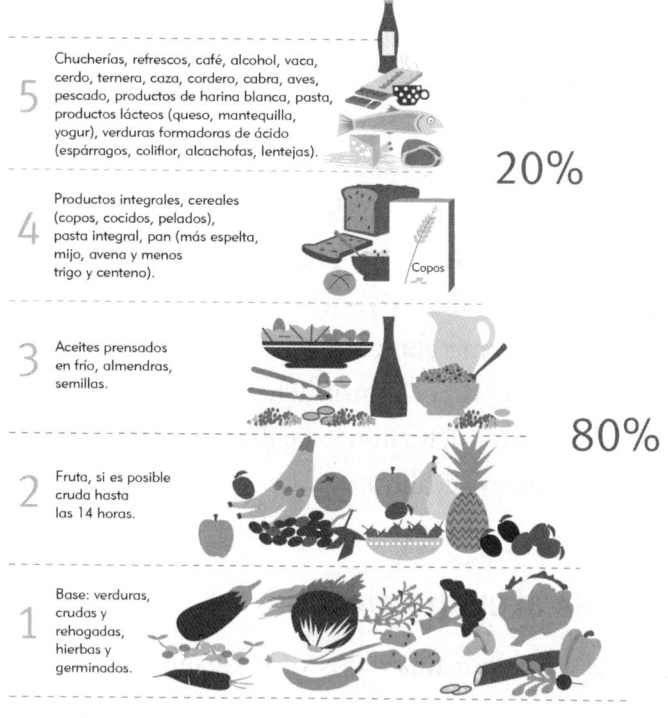

Si eres de las personas que no son capaces de percibir las señales que manda su cuerpo (o no quieren recibirlas), entonces lo mejor es que de forma regular cada año programes dos semanas de ayuno alcalino. Es preferible que lo hagas en épocas en que te encuentres más tranquilo, pues le sacarás mucho más rendimiento. Marca una fecha en el calendario y así quedará integrado en tu rutina.

A continuación encontrarás unas pequeñas notas que te ayudarán a integrar lo alcalino en tu vida diaria. Las siguientes tres preguntas te harán recordar todos los días tus intenciones y propósitos:

3 preguntas para cada día
- «¿De qué va a estar compuesta hoy mi ración diaria de fruta y verdura?».
- «¿Dónde voy a realizar mi rutina de ejercicio?».
- «¿Cómo voy a conseguir un descanso adecuado?».

Cada día deberás hacerte estas tres preguntas, y eso te va a ayudar mucho. Así tu «mentalidad alcalina» se irá integrando en tu cuerpo y tu rutina diaria. De esa manera la mentalidad alcalina no quedará limitada exclusivamente a la comida. También son muy necesarios el ejercicio y el descanso, y lo mejor es practicarlos todos los días.

Un día puntual de ayuno alcalino

Si tienes necesidad de desacidificarte pero no dispones de tiempo o no tienes la oportunidad de seguir una semana entera de ayuno, sencillamente puedes optar por realizar un día alcalino. Se puede hacer sin grandes preparativos; tus niveles se equilibrarán de forma rápida y muy efectiva y así podrás purgar rápidamente todos tus «pecados».

Día alcalino puntual

- Por la mañana: nada más levantarte bébete un vaso de agua caliente, si es posible que sea mineral, o bien una taza de té de jengibre. Esto te purifica y estimula la digestión.
- Como desayuno come una manzana o un plátano, o bien bebe un zumo recién exprimido. Añade al zumo una o dos zanahorias, puesto que las zanahorias desintoxican el hígado.
- Compra dos o tres tipos de verduras según tus propias apetencias y una o dos variedades de fruta de temporada.
- Al mediodía prepárate un plato de ensalada cruda hecha a base de lechuga verde y zanahoria, o rábanos largos con un aliño alcalino y germinados frescos. En verano es especialmente deliciosa una ensalada de tomate con albahaca y aceitunas.
- Hazte dos jarras grandes de infusión de hierbas y asegúrate de que por la noche estén totalmente vacías.

- Por la tarde date un paseo largo, haz un poco de *jogging* o bien ve a la piscina y a continuación a la sauna.
- Por la tarde, antes de las seis, toma una sopa alcalina de verduras o bien un pequeño plato de verduras alcalinas. Esa noche vete antes a la cama.
- Si quieres fortalecer aún más el efecto, la noche antes del día alcalino puedes ponerte un enema o bien vaciar el intestino con sulfato de sodio.

Bibliografía

Bräutigam, G. *Wilde Grüne Smoothies*. Emmendingen: Hans-Nietsch-Verlag, 2014.

Wacker S. y A. *Basenfasten. Das Gesundheitserlebnis*. Stuttgart: TRIAS, 2016

Wacker S. *Basenfasten für Eilige*. Stuttgart: TRIAS, 2018

_____ *Basenfasten & Schüßler-Salze: Die Power-Kombi zum Abnehmen*. Stuttgart: TRIAS, 2014

_____ *In Balance mit Schüßler-Salzen*. Stuttgart: Haug, 2006

_____ *Basenfasten: Das Kochbuch*. Stuttgart: TRIAS, 2017

_____ *Basisch essen*. Stuttgart: TRIAS, 2018

_____ Wacker A. *Basenfasten! Die Wacker-Methode*. Stuttgart:: TRIAS, 2011

_____ *Schüßler-Salze: Die fantastischen 12*. Stuttgart: TRIAS, 2012

_____ Fassott S. *Basenfasten de luxe – Das Kochbuch*. Stuttgart: TRIAS, 2015

Estimado lector

¿Este libro te ha servido de ayuda? Estamos abiertos a cualquier tipo de sugerencia o crítica, pero también de alabanza. Así en el futuro podremos cumplir mucho mejor tus deseos y expectativas. ¡Escribe y cuéntanos tu opinión!

kundenservice@trias-verlag.de

Lektorat TRIAS Verlag

Postfach 30 05 04

70445 Stuttgart

Fax: 0711 89 31-748

Índice temático

A

Agua 16, 18, 21, 35, 39, 40, 41, 42, 44, 45, 46, 52, 56, 58, 63, 76, 80, 84, 85, 90, 102, 103, 114
Alimentos crudos 50
Aprovisionamiento básico 57
Ataque al corazón 25, 32
Ayuno curativo 14

B

Baño alcalino 57, 102
Belleza 19

C

Calambres 22
Calcificación de las arterias 31
Celulitis 20, 21

D

Desacidificación 89, 90, 91, 102, 104
Día a día 9, 13, 14, 55, 102, 105, 107, 121
Día alcalino espontáneo 114
Dolencias 18, 29, 90, 94

E

Ejercicio 7, 19, 20, 26, 28, 30, 31, 32, 44, 46, 47, 53, 55, 56, 87, 97, 98, 101, 102, 113
Embarazo 18
Empeoramiento 89
Enema 45, 56
Envejecer 21, 31
Equilibrio ácido-base 15, 17, 18, 32, 84
Especias 51, 63, 77, 78, 79, 80, 81, 82
Estrés 17, 28, 32, 37, 48, 57, 105

F

Formadores de ácido 15, 27, 28, 59, 109, 110, 111

H

Hamam 103
Hambre 14, 56, 60, 84
Hidroterapia de colon 44, 56
Huesos 26, 27, 28, 29, 31

I

Irrigador 45

L

Lactancia 18
Licuadora 58, 71
Limpieza del intestino 55

M

Masaje 38, 57, 103, 104, 105
Masaje sincrónico 105
Masticar 39, 53, 70

N

Nadar 31, 47, 101, 102

O

Osteoporosis 25, 26, 27, 28, 30, 31

P

Papeles indicadores 91
Peso corporal 20
Picores en la piel 21
Programa a largo plazo 109

R

Reducción de peso 19

S

Sauna 47, 104, 106, 115
Síndrome premenstrual 22, 23
Sulfato de sodio 43, 44, 56, 115
Sustancias de lastre 31, 33, 108

V

Valor pH 91, 92, 93
Vaporera 58, 81, 82
Vitamina D3 27

Y

Yoga 32, 47, 97, 106

Sobre la autora

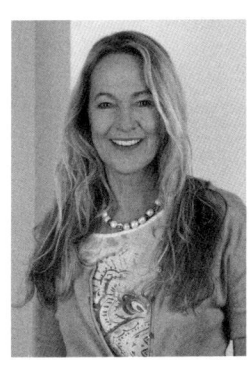

Sabine Wacker es la mujer que se encuentra detrás del exitoso método Wacker de ayuno alcalino. En calidad de homeópata y con estudios de medicina, hace más de veinte años desarrolló una dieta basada en una alimentación vegetal y alcalina. Entretanto ha ido formando a numerosos asesores especializados en esta dieta, ha escrito treinta libros y tiene su propia consulta en Mannheim (Alemania). Desde el año 2014, junto con su hijo Matteo, ha desarrollado un concepto de hotel enfocado en el ayuno alcalino y además ha incluido dicha dieta en numerosos establecimientos hoteleros. Ambos poseen una tienda *online* cien por cien alcalina y van desarrollando de forma constante nuevos productos para un día a día alcalino, naturalmente todos ellos con certificación ecológica. Y sobre todo están encantados de que su método se haya convertido en un método reconocido en los círculos científicos.

Para más información, puede visitar: www.basenfasten.de